Aamir Al Mosawi

O Novo Jornal Iraquiano de Medicina: Volume três (2007)

Aamir Al Mosawi

O Novo Jornal Iraquiano de Medicina: Volume três (2007)

ScienciaScripts

Cover image: www.ingimage.com

This book is a translation from the original published under ISBN 978-3-659-86651-7.

Publisher:
Sciencia Scripts
is a trademark of
Dodo Books Indian Ocean Ltd. and OmniScriptum S.R.L publishing group

120 High Road, East Finchley, London, N2 9ED, United Kingdom
Str. Armeneasca 28/1, office 1, Chisinau MD-2012, Republic of Moldova, Europe
Managing Directors: Ieva Konstantinova, Victoria Ursu
info@omniscriptum.com

Printed at: see last page
ISBN: 978-620-8-56008-9

Conteúdo

Prefácio

O Novo Jornal Iraquiano de Medicina

A vantagem da redação e publicação de artigos científicos médicos revistos por pares é documentar factos científicos, práticas e novas hipóteses e aplicar factos comprovados aos cuidados dos doentes, desafiando as práticas actuais e submetendo-as ao julgamento dos pares. Desta forma, o conhecimento científico avança, contribuindo para melhorar os cuidados prestados aos doentes e as práticas médicas e de saúde.

Há uma enorme necessidade de uma revista médica independente, revista pelos pares, que tenha como objetivo o avanço do conhecimento médico e não a promoção do Iraque.

O New Iraqi Journal of Medicine foi fundado em 2005 e, no mesmo ano, tornou-se o jornal oficial do Ministério da Saúde do Iraque. Em breve, a revista foi acreditada pela sede iraquiana do Painel Internacional de Cientistas Copernicus. Mais tarde, a revista tornou-se a revista oficial do Ministério da Saúde iraquiano e da sede iraquiana do Painel Internacional de Cientistas Copernicus. A revista foi a primeira revista médica iraquiana a ser listada e indexada por um índice internacional, a Copernicus Journal Master list.

Desde o início desta revista, em 2005, foi decidido que a revista deveria aderir às normas internacionalmente aceites do jornalismo médico moderno e revisto por pares. Todas as políticas editoriais foram adaptadas das políticas do International Committee of Medical Journal Editors (ICMJE), da World Association of Medical editors (WAME) e do Committee on publication ethics (COPE).

Inicialmente, o principal objetivo da revista era publicar trabalhos de investigação limitados ao Iraque, que fossem importantes para os leitores locais e internacionais. Outro objetivo era tornar os trabalhos de investigação facilmente disponíveis para os leitores internacionais. Assim, estava a ser feita uma tentativa sincera de divulgar o conhecimento médico a toda a fraternidade médica do mundo.

A revista tinha editores dos 4 principais continentes do mundo. Além disso, contava com um conselho editorial internacional composto por editores internacionais, incluindo alguns membros do conselho editorial que têm os privilégios do editor-chefe, uma vez que podem receber, avaliar manuscritos e dar à revista uma decisão editorial.

A revista foi bem sucedida na publicação de artigos em mais de 20 áreas e disciplinas da medicina. Autores localizados no Iraque, EUA, Reino Unido, Itália, Jordânia, Alemanha, Índia, Malásia, Irão, Qatar, Malawi e Zâmbia contribuíram para a revista.

Foram publicados nove volumes desta revista internacional, mas acabou por ser interrompida devido à falta de recursos e de pessoal qualificado.

O objetivo deste livro é publicar os artigos científicos importantes e a investigação publicada nos números do "The New Iraqi Journal of Medicine" Volume três, 2007.

Neste volume (três-2007), autores do Iraque, Índia, EUA, Jordânia, Malawi, Zâmbia e Malásia contribuíram para a revista em muitos domínios, incluindo anatomia, psiquiatria, cardiologia, saúde pública, hematologia e cirurgia geral.

A prevalência da violência num grupo de mulheres casadas que frequentam dois hospitais universitários em Bagdade

The New Iraqi Journal of Medicine 2007; 3 (1): 8-13.

Maha Adnan Abdul Jabbar

Hospital Universitário de Al Kadhimiyia

Bagdade Iraque

Resumo

Antecedentes: A violência é um importante problema de saúde pública a nível mundial. A violência doméstica contra as mulheres é particularmente preocupante, uma vez que é geralmente perpetrada no âmbito de relações que supostamente envolvem cuidados e proteção e constitui um problema muito mais grave do que a violência perpetrada por estranhos. **O objetivo deste estudo** é avaliar a prevalência da violência contra as mulheres e estudar possíveis factores de risco que possam estar associados a esta situação.

Doentes e métodos: De março de 2006 a agosto de 2006, 323 mulheres árabes, 265 casadas (82%), 34 viúvas (10,5%), 24 divorciadas (7,4%), foram observadas nos hospitais-escola Al-Kadhimiyia e Al-Kindy e entrevistadas para determinar a sua exposição à violência. A sua idade variava entre os 18 e os 70 anos (média de 39 anos) e foram entrevistadas independentemente de serem ou não pacientes.

Resultados: A violência doméstica (VD) perpetrada pelo marido foi referida por 186 mulheres (57,6%) em pelo menos um incidente e 117 mulheres (44%) em violência contínua ou atual. A violência não perpetrada pelo marido foi referida em 67 mulheres (20,7%) como experiência passada. 16 mulheres (5%) referiram uma exposição contínua à violência. A violência psicológica foi o principal tipo de VD perpetrada pelo marido, ocorrendo em 185 mulheres (57,3%), seguida da violência física, ocorrida em 128 mulheres (39,6%) e, finalmente, da violência sexual (violação), ocorrida em 48 mulheres (14,9%). A agressão simples (bofetada ou pancada) foi a principal forma de violência física por parte do marido, ocorrendo em 85 casos (66,4%).

Conclusões: Cerca de metade das mulheres foram vítimas de VD neste estudo. A violência psicológica foi a principal forma. Algumas mulheres estavam em maior risco de serem vítimas de violência doméstica por parte do marido. Os dados fiáveis e exactos relativos à violência contra as mulheres ainda são limitados e a informação sobre os diferentes incidentes de violência contra as mulheres ainda é confidencial e não é comunicada às instituições ou agências governamentais, especialmente neste país. Por esta razão, recomenda-se a realização de mais estudos sofisticados sobre este assunto.

Introdução

A violência é um importante problema de saúde pública a nível mundial. Apesar da prevalência da vitimização masculina, as mulheres estão sobrerrepresentadas em praticamente todas as formas de investigação sobre vitimização. A violência contra as mulheres perpetrada no âmbito de relações que supostamente envolvem cuidados e proteção é um problema muito mais grave do que a violência perpetrada por estranhos [1].

Num estudo, cerca de (29%) das mulheres e cerca de (22%) dos homens tinham sido vítimas de violência física, sexual ou psicológica por parte do parceiro íntimo durante a sua vida[2]. **O objetivo deste estudo** é avaliar a prevalência e o tipo de violência contra as mulheres e estudar os possíveis factores de risco que podem estar associados a esta situação.

Pacientes e métodos: De março de 2006 a agosto de 2006**,** uma amostra conveniente (método de amostragem da OMS)[3] de 323 mulheres árabes (265 casadas, 34 viúvas, 24 divorciadas) foi observada nos hospitais-escola Al-Kadhimiyia e Al-Kindy e entrevistada para determinar a sua exposição à violência. A sua idade variava entre os 18 e os 70 anos (média de 39 anos) e foram entrevistadas independentemente de serem ou não pacientes. Os dados foram recolhidos através de um questionário elaborado pelo investigador, que incluía a história passada ou presente de violência por parte do marido e/ou da família, o tipo de violência, com alguns critérios femininos. Foram excluídos os deficientes mentais.

Resultados: A violência doméstica (VD) por parte do marido foi relatada em 186 mulheres (57,6%) por pelo menos um incidente, a violência contínua ou atual ocorreu em 117 mulheres (44%). A violência não perpetrada pelo marido foi relatada em 67 mulheres (20,7%), incluindo 16 mulheres (5%) com exposição contínua à violência. A violência psicológica foi o principal tipo de VD perpetrada pelo marido, ocorrendo em 185 mulheres (57,3%), seguida da física, que ocorreu em 128 mulheres (39,6%) e, finalmente, da violência sexual (violação), que ocorreu em 48 mulheres (14,9%).

A violência psicológica por parte do marido conduziu significativamente à violência física (P<0,05) em 127 casos de violência (68,6%) e esta última conduziu significativamente à violência sexual (P<0,05) em 44 casos de violência (34,4%). Cerca de (2,5%) das mulheres do grupo de estudo tinham história familiar de parente de primeiro e segundo grau que foi assassinado pelo marido, e (2,8%) tinham história familiar de parente (mulheres) que foram mortas ou raptadas não pelo marido. Apenas 12 casos (9,1%) de violência doméstica praticada pelo marido foram objeto de queixa na polícia, não tendo sido registada qualquer queixa por violência não praticada pelo marido. A Tabela (1) mostra a distribuição da violência, os tipos de violência, as mulheres assassinadas e a denúncia policial contra o(s) agressor(es).

Violência contra as mulheres	**Violência por parte do marido**	**Violência não perpetrada pelo marido**
Violência, pelo menos por uma vez	186(57.6%)	67(20.7%)
Violência atual	117(44%)	16(5.0%)
Tipos de violência		
Violência psicológica	185(57.3%)	66(20.4%)
Violência física	128(39.6%)	29(9.0%)
Violência sexual	48(14.9%)	3(0.9%)
Relatório da polícia contra o(s) proponente(s)	12(9.1%)	0

Familiar assassinado ou raptado	8(2.5%)	9(2.8%)

Tabela (1): Distribuição da violência, tipos de violência, mulheres assassinadas e denúncia policial contra o(s) agressor(es).

A agressão simples (bofetada ou pancada) foi a principal forma de violência física por parte do marido, tendo ocorrido em 85 casos (66,4%). A agressão agravada (com recurso a faca ou arma) ocorreu em 5 casos (3,9%). A VD pelo marido foi associada a hematomas em 61 casos (47,7%), deformidade permanente em 14 casos (10,9%) e perturbações psicológicas como ansiedade, baixa autoestima, depressão e suicídio em 132 casos (71,9%). Outras formas de violência incluem a preferência pelo filho, que ocorreu em 57 casos (18,1%), e o assédio no trabalho, que ocorreu em 9 casos (14,8%). A Tabela (2) mostra a distribuição dos subtipos de violência.

Violência psicológica	**Violência do marido**	**Violência não praticada pelo marido**
Chamar pelos nomes	21(11.3 %)	7(10.6%)
Humilhação	33(17.7%)	21(31.8%)
Todos os tipos	132(71%)	38(57.6%)
Total	186	66
Violência física		
Dar bofetadas/ bater	85(66.4%)	27(93.1%)
Pontapé de pé	2(1.6%)	0
Utilizar o objeto	2(1.6%)	o
Todos os tipos	34(26.6%)	2(6.9%)
Utilização de faca/arma	5(3.9%)	0
Total	128	29
Violência sexual		
Violação	48(14.9%)	0
Agressão sexual	0	3(0.9%)

A tabela (2) mostra a distribuição dos subtipos de violência.

Ao estudar os critérios femininos das mulheres que sofreram violência doméstica por parte do marido. A violência por parte do marido ocorreu em todas as 24 mulheres divorciadas durante o período do seu casamento (100%). A violência também ocorreu em (90%) das 41 mulheres que se casaram sem o seu consentimento e em (90,5%) das 21 mulheres cujos maridos eram casados com mais de uma mulher. Em relação aos anos de educação formal da mulher, a taxa de violência mais elevada foi de (75,3%) para (0 - 4) anos, e na presença de preferência por filho a taxa foi de (73,7%) ou 42 casos de 57 mulheres com história de preferência por filho, e todos os itens acima foram significativamente associados à VD pelo marido (P<0,05).

Outros factores que podem estar associados à violência doméstica por parte do marido são os seguintes: (59%) em mulheres que não trabalham, (62,7%) em história de violência anterior por parte da família e/ou parentes e (69,2%) para a idade da mulher no casamento (10 -14) anos. Para o sexo masculino (marido), os factores de risco significativos para o agressor incluem o consumo de álcool (79,5%), relações ilegais (95%) e anos de educação formal para o marido (71,8%) durante (0 - 4) anos (para todos P<0,05). Outros factores que podem estar associados, mas não de forma significativa, à perpetração no sexo masculino incluem o facto de o homem não trabalhar (88,8%), a toxicodependência (100%) e a idade mais tardia no casamento (65,2%) para (>38 anos) no casamento. Também existem alguns factores que podem estar associados à violência doméstica contra as mulheres, nomeadamente a residência (61,9%) para as zonas rurais, o rendimento (62%) para o rendimento insuficiente, a propriedade da casa (65,6%) para a casa que não é própria nem alugada. A Tabela (3) resume alguns factores femininos associados à violência.

A Tabela (4) mostra a relação entre anos de educação formal para mulheres e maridos / Idade no casamento para mulheres e maridos e violência. A Tabela (5) resume alguns factores masculinos e outros factores associados à violência contra as mulheres.

É interessante saber que (33,4%) das mulheres aceitam a VD por parte dos homens, e (23,5%) acreditam que a mulher não deve discutir com o homem numa discussão, para além de (38,4%) pensarem que o homem é melhor do que a mulher.

Quadro(3) _	Vi	olência com	no casamento		Total		X^2	Valor de p
Estado mental atual	sim	⁰O	não	⁽ᵒ⁾⁄₀	Não.	%		
Casado	145	54.7	120	*45.3*	265	100	19.371	0.000
Viúva	17	50	17	50	34	100		
Divorciado	24	100	0	0	24	100		
Total	186	57.6	137	42.4	323	100		
Ocupação das mulheres								
Trabalho por conta de outrem ou gratuito	45	53.6	39	46.4	84	100	0.749	0.387
Dona de casa	141	59	98	41	239	100		
Total	186	57.6	137	42.4	323	100		
Acordo de casamento bv								
Por acordo	149	52.8	133	47.2	282	100	20.507	0.000
Sem acordo	37	90	4	9.8	41	100		
Total	186	57.6	137	42.4	323	100		
Múltiplas esposas para o busband								
Presente outra esposa	19	90.5	2	9.5	21	100	9.948	0.002
Nenhuma outra mulher	167	55.3	135	44.7	302	100		
Total	186	57.6	137	42.4	323	100		
Preferência do filho								
Preferência do filho	42	73.7	15	26.3	57	100	7.494	0.006
Sem preferência	139	53.9	119	46.1	258	100		
Total	181	57.5	134	42.5	315	100		
Violência anterior não praticada pelo marido								
Violência anterior	42	62.7	25	37.3	67	100	0.901	0.343
Sem violência anterior	144	56.3	112	43.8	256	100		
Total	186	57.6	137	42.4	323	100		

Quadro 3: Factores femininos associados à violência

	A violência no seio da humanidade			ge	Total		X^2	Valor de p
Anos de educação formal para as mulheres	sim	⅜	não	⅝	Não.	⅜		
0-4	67	75.3	22	24.7	89	100	16365	0.001
5-9	65	53.3	57	46.7	122	100		
10-14	38	48.1	41	51.9	79	100		
> 15	16	48.5	17	51.5	33	100		
Total	186	57.6	137	42.4	323	100		
Ase das mulheres no casamento								
10-14	27	69.2	12	30.8	39	100	6615	0.158
15-19	72	61	46	39	118	100		
20-24	45	50	45	50	90	100		
25-29	27	61.4	17	38.6	44	100		
> 30	15	46.9	17	53.1	32	100		
Total	186	57.6	137	42.4	323	100		
Anos de educação formal dos maridos								
0-4	28	71 8	11	28.2	39	100	8015	0.046
5-9	86	61.9	53	38.1	139	100		
10-14	46	50	46	50	92	100		
> 15	26	49.1	27	50.9	53	100		
Total	186	57.6	137	42.4	323	100		
Ase de hus			bandas no casamento					
14-19	22	59.5	15	40.5	37	100	2.066	0.724

20-25	49	527	44	47.3	93	100		
26-31	76	60.3	50	39.7	126	100		
32-37	24	54.5	20	45.5	44	100		
>38	15	65.2	8	34.8	23	100		
Total	186	57.6	137	42.4	323	100		

Quadro 4

	Violence within marriage				Total		X^2	P-value
Occupation of husband	yes	%	no	%	No.	%		
Employee	67	58.3	48	41.7	115	100	3.446	0.179
Free job	105	55.3	85	44.7	190	100		
Not working	14	88.8	4	22.2	18	100		
Total	186	57.6	137	42.4	323	100		
Alcohol intake for husband								
Drink alcohol	31	79.5	8	20.5	39	100	8.711	0.003
Not alcoholic	155	54.6	129	45.4	284	100		
Total	186	57.6	137	42.4	323	100		
Drug addiction for husband								
Drug addict	3	100	0	0	3	100	2.230	0.135
Not addicted	183	57.2	137	42.8	320	100		
Total	186	57.6	137	42.4	323	100		
Illegal relationship for husband								
Illegal relationship	19	95	1	5	20	100	12.219	0.000
No relation	167	55.1	136	44.9	303	100		
Total	186	57.6	137	42.4	323	100		
Husband relative to his wife or not								
Foreigner	87	58	63	42	150	100	0.118	0.943
2nd degree relative	66	56.4	51	43.6	117	100		
3rd degree relative	33	58.9	23	41.1	56	100		
Total	186	57.6	137	42.4	323	100		
Residence								
Urban	173	57.3	129	42.7	302	100	0.172	0.679
Rural	13	61.9	8	38.1	21	100		
Total	186	57.6	137	42.4	323	100		
Income								
Not enough	57	62	35	38	92	100	1.006	0.316
Enough for living/ saving	129	55.8	102	44.2	231	100		
Total	186	57.6	137	42.4	323	100		
Home ownership								
Own	104	57.5	77	42.5	181	100	2.685	0.261
Rent	42	51.9	39	48.1	81	100		
Neither own nor rent	40	65.6	21	34.4	61	100		
Total	186	57.6	137	42.4	323	100		

Tabela (5): Factores masculinos e outros factores associados à violência contra as mulheres.

Discussão

Estes resultados mostraram que uma elevada percentagem de mulheres é vítima de qualquer tipo de violência, seja ela psicológica, física ou sexual, por parte dos maridos, e que sofrer apenas violência psicológica não é um problema simples, pois pode conduzir a uma forma mais grave de violência. A baixa taxa de denúncia dificulta a investigação do problema pelos investigadores ou a recolha de dados junto das agências governamentais e/ou das esquadras de polícia.

Os efeitos da violência são muito importantes, pois podem interferir na vida e no desempenho das mulheres. As ideias e crenças das mulheres relativamente à relação conjugal e aos direitos das mulheres devem ser melhoradas, de modo a que todos os intervenientes nesta relação tenham direitos e obrigações. Certos grupos de mulheres correm um risco mais elevado de serem abusadas pelos maridos, nomeadamente as que não trabalham, as mulheres com baixo nível de instrução, as que casaram sem acordo, as que têm outra mulher, as que já foram vítimas de violência e as que têm preferência por filhos por parte dos pais das mulheres.

Os resultados deste estudo são, de certa forma, semelhantes aos resultados de investigações realizadas em zonas árabes [4], em que 52% das mulheres palestinianas revelaram ter sido vítimas de violência física pelo menos uma vez no ano 2000 e em que um estudo realizado na Jordânia revelou que a percentagem de mulheres que eram continuamente maltratadas fisicamente pelos maridos era de 47,6%. Mas há uma pequena diferença em relação aos estudos efectuados a nível nacional. A razão pode ser as caraterísticas sócio-demográficas comuns aos países árabes. Algumas formas de violência prevaleceram neste estudo, enquanto outras estiveram ausentes, como a circuncisão feminina.

Alguns factores podem ter contribuído para a prevalência da violência neste país, incluindo as guerras sucessivas, a deterioração da situação de segurança, o desemprego e os traumas psicológicos que contribuem para a frustração, que pode ser expressa sob a forma de violência verbal ou física. A ausência de dados fiáveis sobre estes incidentes de violência dificultou-nos a realização de uma investigação sobre este tema, pelo que dependemos deste tipo de estudo para a nossa investigação, que pode não refletir a verdadeira prevalência da violência no país.

Conclusões

Cerca de metade das mulheres foram vítimas de VD neste estudo. A violência psicológica foi a principal forma. Algumas mulheres estavam em maior risco de serem vítimas de violência doméstica por parte do marido. Os dados fiáveis e exactos sobre a violência contra as mulheres ainda são limitados e a informação sobre os diferentes incidentes de violência contra as mulheres ainda é confidencial e não é comunicada às instituições ou agências governamentais, especialmente neste país. Por esta razão, recomenda-se a realização de mais estudos sofisticados sobre este assunto.

Referências 1-Bessel A. Vander Kolk, M.D. Physical and sexual abuse of adults. In: Benjamin J. Sadock, M.D, Virginia A. Sadock, M.D. Comprehensive text book of psychiatry. Sétima edição, 2000 ;(2), Pp: 2002-2007.

2-Coker AL, Davis KE, Arias I, Desai S, Sanderson M, Brandt HM, et al. Physical and mental health effects of intimate partner violence for men and women. American Journal of Preventive Medicine 2002; 23 (4): 260-8.

3-OMS "Método de amostragem e dimensão da amostra". In: Metodologia de investigação em saúde: Um guia para a formação em investigação. www.wpro.who.int/internet/files/pub/352/71.pdf (Acedido em junho de 2006).

4-Nasser L. (2001) Violence against women and children: Finding from Amman the Arabic Center for Information and Studies. www.amanjordan.org (Acedido em junho de 2006).

Veias anómalas da face e do pescoço: estudo anatómico com implicações clínicas.

The New Iraqi Journal of Medicine 2007; 3 (1): 21-24.

Shipra Paul

Diretor Professor do Departamento de Anatomia

Faculdade de Medicina Maulana Azad

Bahadur Shah Zafar Marg

Nova Deli-110002.Índia

Srijit Das

Professor Associado, Departamento de Anatomia

Faculdade de Medicina Maulana Azad

Nova Deli-110021, Índia

Resumo

Antecedentes: A veia retromandibular divide-se normalmente em divisões anterior e posterior na parte inferior da glândula parótida. A divisão anterior da veia retromandibular une-se à veia facial para formar a veia jugular interna, enquanto a divisão posterior se une à veia auricular posterior, para formar a veia jugular externa. A veia auricular posterior pode, por vezes, apresentar variações. O presente estudo de investigação relata uma divisão inferior da veia retromandibular e a ausência da veia auricular posterior e discute as suas implicações clínicas.

Objetivo: Estudar um caso de formação anómala da veia jugular externa, em que a veia auricular posterior estava ausente e não contribuía para a formação da veia jugular externa.

Material e métodos: Observámos o padrão de drenagem da veia auricular posterior em ambos os lados de 20 cadáveres humanos (n=40), tendo sido observada qualquer anomalia relacionada com a veia auricular posterior.

Resultados: Observamos a ausência da veia auricular posterior em ambos os lados de um cadáver masculino de 58 anos. Em ambos os lados, a veia retromandibular dividia-se em divisões anterior e posterior, 1,5 cm abaixo da borda inferior da glândula parótida. A veia auricular posterior estava ausente.

A divisão posterior da veia retromandibular continuou como veia jugular externa, e não foram observadas outras anomalias venosas associadas.

Conclusão

O conhecimento das anomalias venosas pode ser importante para o interesse académico e benéfico para os cirurgiões faciais e radiologistas que realizam estudos angiográficos.

Palavras-chave Auricular posterior, retromandibular, jugular externa, face, veia, anomalia, variações.

Introdução

A veia retromandibular (VRM) é formada no interior da glândula parótida, pela união das veias temporal superficial e maxilar [1, 2]. A VRM divide-se na parte inferior da glândula parótida em uma divisão anterior e posterior [1, 2]. Ambas as divisões emergem da parte inferior da glândula, cuja divisão anterior se une à veia facial (VF) na borda inferior da mandíbula, para formar a veia facial comum, que drena para a veia jugular interna (VJI).

A veia auricular posterior (VAP) nasce da rede parieto-occipital e desce abaixo do pavilhão auricular para se juntar à divisão posterior da VRM e formar a VJE [1]. A VJE é comumente utilizada para canulação para a realização de procedimentos diagnósticos ou terapias intravenosas [3]. As anomalias vasculares pertencentes à VJE são muito raras e há também escassez de literatura sobre a ausência de VAP [4].

A anatomia topográfica do pescoço e da VF é importante para os cirurgiões e radiologistas que interpretam os exames ultra-sonográficos. Ao conceber o retalho auricular posterior para cirurgias reconstrutivas, o planeamento pré-operatório é essencial e as anomalias relativas à VAP devem ser tidas em conta [5].

O aumento dos procedimentos de endoprótese para o tratamento de doenças neurovasculares também exige um conhecimento profundo da anatomia vascular da região do pescoço. O presente estudo descreve um caso invulgar de divisão da VRM muito abaixo da sua posição habitual, ou seja, a uma distância de 1,5 abaixo do bordo inferior da glândula parótida e na ausência de VAP. Existem muitos relatórios de investigação sobre as anomalias da veia facial e da VJE, mas no presente caso, uma divisão inferior da VRM com ausência da VAP é uma entidade rara, que pode ser importante para fins académicos e clínicos.

Materiais e métodos

Observámos a VAP em ambos os lados de 20 cadáveres fixados em formalina (n= 40). As anomalias relativas à VAP foram estudadas em pormenor nestes vinte cadáveres. O espécime foi estudado em pormenor e fotografado (Figura 1).

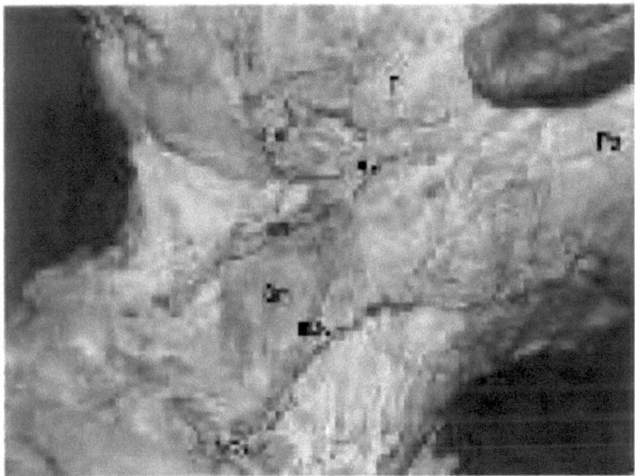

Figura (1): Demonstra a ausência da veia auricular posterior da sua posição habitual. P (Glândula parótida)**, Fv (Veia facial**), Pa (**A posição habitual da veia auricular posterior, que está ausente neste caso),** RV **(Veia retromandibular**), Ijv (**Veia jugular interna**) Sm (**Músculo esternocleidomastóideo)**, EJv (**Veia jugular externa**) SCv (**Veia subclávia)**.

Resultados

Dos 40 casos estudados, o padrão venoso anómalo PAV foi observado em ambos os lados de um cadáver do sexo masculino de 58 anos (5%). A VF atravessava para trás a partir da borda inferior do ângulo da mandíbula. O VRM dividia-se em ramos anterior e posterior 1,5 cm abaixo do bordo inferior da glândula parótida. A VAP estava carateristicamente ausente. A VJE, que normalmente se junta à divisão posterior da VRM, não foi observada; em vez disso, a VJE foi formada como uma continuação da divisão posterior da VRM.

Discussão

Há relatos de pesquisas sobre a união da VF com a VRM na própria glândula parótida [6], mas a presente anomalia da VRM dividindo-se em divisões anterior e posterior, 1,5 cm abaixo da glândula parótida, é um achado raro. Um estudo recente relatou a ausência de divisão anterior da VRM, com a veia facial continuando como a VJI [7]. No presente caso, observamos a divisão posterior da VRM continuando como VJE, com a ausência da VAP. Um achado incomum de ausência da VAP também sugere que outras veias, como as veias occipitais, podem estar drenando uma parte maior.

Também foi descrito que a veia facial drena para a VJE [8]. No presente caso, a veia facial juntou-se à divisão anterior da VRM 1,5 cm abaixo da glândula parótida, resultando assim numa VJI muito mais pequena. A VJI é normalmente acedida para fins diagnósticos e terapêuticos e qualquer anomalia deste tipo deve ser tida em conta.

As variações nestas veias podem ser explicadas em termos de regressão e retenção de várias partes das veias, tal como se verifica no macaco rhesus [8]. A ausência de VAP, como observada no presente caso, pode confundir os radiologistas que possam estar a explorar a VAP para procedimentos de investigação. Como anatomistas, acreditamos que o cateterismo venoso central pode ser difícil na presença de tais anomalias. No desenho de retalhos na região auricular posterior, a anatomia da VAP pode ser importante [5]. Na ausência da VAP, os retalhos podem não ser possíveis devido à menor vascularização da região. Cirurgiões têm usado retalhos galeais pré-fabricados baseados nos vasos temporais superficiais ou pós-auriculares para reconstruções de orelha, bochecha, mandíbula e crânio [9].

A utilização de retalhos retroauriculares para cirurgias reconstrutivas faciais ganhou grande popularidade. Verificou-se que o retalho retroauricular proporciona cor, textura e espessura normais e, portanto, é uma reconstrução anatómica e estética ideal com morbilidade mínima do local doador [10]. Por isso, é muito importante conhecer as variações do sistema venoso superficial, a fim de evitar danos à fáscia e garantir a sobrevivência de qualquer retalho [11].

A frequência das anomalias venosas do desenvolvimento cerebral, que ocorrem em doentes com malformação vascular cervicofacial, é muito mais elevada do que na população em geral [12]. Quaisquer anomalias venosas podem ser exploradas para detetar malformações associadas.

Os radiologistas que interpretam exames ecográficos podem ficar confusos com anomalias venosas. Muitas vezes, durante os procedimentos de ultra-sons com Doppler, uma imagem correta das veias ajuda a uma interpretação adequada e qualquer desvio da anatomia habitual pode causar uma interpretação errada.

Conclusão

O presente estudo destaca a ausência de VAP e relata a união da divisão anterior da VRM com a veia facial, muito abaixo da borda inferior usual da glândula parótida, o que é um achado raro. O conhecimento de tais anomalias venosas pode ser útil para procedimentos académicos, clínicos e de investigação.

Referências

I-Standing Susan: Anatomia de Gray. The Anatomical Basis of Clinical Practice. 39th edition, 2005, Philadelphia, Elsevier Churchill Livingstone; pp- 511-12 & 516.

2-Snell Richard S: Clinical Anatomy. Sétima edição, 2004, Baltimore, EUA, Lippincott Williams & Wilkins; pp-775.

3-Gupta Y, Tuli A, Chowdhury S: Veia facial terminando na veia jugular externa. Uma interpretação embriológica. Surg Radiol Anat 1997; 19(2):73-7.

4-Ahuja AT, Yuen HY, Wong KT, King AD, Abdullah V, To E, Chau YP, Ma KF: Malformação vascular da veia jugular externa: aparências sonográficas e de imagem por RM. AJNR Am J Neuroradiol. 2004; 25(2):338-42.

5-Kobayashi S, Nagase T, Ohmori K: Imagens de fluxo com Doppler a cores das artérias e veias pós-auriculares. Br J Plast Surg. 1997; 50(3):172-5.

6-Kopuz C, Yavuz S, Cumhur M, Tetik S, Ilgi S: Um trajeto invulgar da veia facial . Kaibogaku Zasshi. 1995; 70(1):20-2.

7-Nayak BS: Variações cirurgicamente importantes das veias jugulares. Clin Anat. 2006; 19(6):544-6.

8-Gupta V, Tuli A, Choudhry R, Agarwal S, Mangal A: Facial vein draining into external jugular vein in humans: its variations, phylogenetic retention and clinical relevance. Surg Radiol Anat. 2003; 25(1):36-41.

9-Roger KK, Joseph U: Fascia flaps in the head and neck .In Fasciocutaneous flaps. Blackwell, Londres, 1992, pp 27-29.

10-Ozerdem OR, Anlatici R, Sen O, Yildirim T, Bircan S, Aydin M: Retalho galeal pré-fabricado baseado nos vasos temporais superficiais e auriculares posteriores. Plast Reconstr Surg. 2003; 111(7):2166-75.

11-Ninkovic M, Hubli E, Anderl H: Reconstrução facial utilizando um retalho livre retroauricular-temporal. Plast Reconstr Surg. 1998; 102(4):1147-50.

12-Enjolras O, Boukobza M, Guichard JP, Gelbert F, Merland JJ: Malformações venosas superficiais cervicofaciais e anomalias do desenvolvimento. Ann Dermatol Venereol. 1996; 123(4):235-9

Justificação para a possível introdução da vacina contra Haemophilus influenzae no programa de vacinação do Iraque

The New Iraqi Journal of Medicine 2007; 3 (1): 25-28.

Aamir Jalal Al Mosawi

Chefe do departamento de pediatria

Hospital Universitário de Al Kadhimiyia

Resumo

A meningite causada por bactérias continua a ser uma das infecções potencialmente mais graves em lactentes e crianças, com elevado risco de complicações agudas e morbilidade crónica. O Haemophilus influenzae era o agente patogénico bacteriano mais comum que causava meningite durante o primeiro ano de vida antes da introdução de vacinas contra o Haemophilus influenzae tipo b (Hib). A utilização generalizada de vacinas contra o Hib foi associada a um declínio acentuado da frequência da infeção por Haemophilus, e o Haemophilus influenzae deixou de ser o agente patogénico bacteriano mais comum que causava meningite durante o primeiro ano de vida em muitas áreas geográficas, como o Reino Unido e os EUA. No Iraque, a contribuição exacta e mesmo aproximada do Haemophilus influenzae e de outros agentes patogénicos bacterianos para a meningite bacteriana aguda e para a infeção aguda do SNC em geral permanece desconhecida.

O objetivo deste documento é discutir a razão para a possível introdução da vacina contra o Hib no programa de vacinação do Iraque, com base no sucesso associado à introdução das vacinas contra o Hib no programa de vacinação dos países desenvolvidos.

Palavras-chave: Meningite bacteriana-Programa de vacinação do Iraque-Vacina contra o Haemophilus influenzae tipo b.

O Haemophilus influenzae foi identificado pela primeira vez em 1892 por Pfeiffer, que deduziu erradamente que a bactéria era a causa da gripe. A bactéria é um pequeno organismo gram-negativo (1 por 0,3um) de forma variável. A bactéria é frequentemente descrita como um coccobacilo pleomórfico. Foram reconhecidos seis serotipos principais de H. influenzae (a-f); são identificados por cápsulas polissacáridas antigenicamente distintas. As estirpes não possuem uma cápsula polissacárida e são designadas por estirpes não tipáveis. As estirpes do tipo b e as estirpes não tipáveis são as estirpes mais relevantes do ponto de vista clínico, embora as estirpes encapsuladas que não sejam do tipo b possam causar doença.

A cápsula antigenicamente distinta do tipo b é um polímero linear feito de fosfato de ribosil-ribitol. As estirpes de H. influenzae tipo b (Hib) causam doença principalmente em bebés e crianças com menos de seis anos de idade. As estirpes não tipáveis são principalmente agentes patogénicos das mucosas, embora a incidência de doença invasiva causada por estas estirpes esteja a aumentar. A manifestação mais grave da infeção por H. influenzae é a meningite. O Haemophilus influenzae causa também epiglotite (uma infeção potencialmente fatal que envolve celulite da epiglote e dos tecidos supraglóticos), celulite e pneumonia em bebés. Outras condições invasivas menos comuns podem ser manifestações clínicas importantes da infeção por Hib em crianças, incluindo osteomielite, artrite séptica, pericardite, celulite orbital, endoftalmite, infeção do trato urinário, abcessos e bacteriemia sem um foco identificável. As infecções devidas ao Haemophilus influenzae são pouco frequentes em doentes com mais de 6 anos.

O método mais fiável para fazer um diagnóstico de infeção por Haemophilus influenzae é o isolamento do organismo em cultura. Por conseguinte, o LCR de um doente com suspeita de meningite deve ser submetido a coloração de Gram e cultura. A presença de cocobacilos gram-negativos no LCR corado com Gram é uma forte evidência de meningite por Hib. A recuperação do organismo do LCR confirma o diagnóstico.

As culturas de outros fluidos corporais normalmente estéreis, como o sangue, o fluido articular, o fluido pleural, o fluido pericárdico e o derrame subdural, são confirmatórias noutras infecções. A deteção de PRP é um complemento importante da cultura no diagnóstico rápido. A imunoeletroforese, a aglutinação em látex, a coaglutinação e o ensaio de imunoabsorção enzimática são eficazes na deteção da PRP. Estes ensaios são particularmente úteis quando os doentes receberam terapêutica antimicrobiana prévia e, por conseguinte, têm uma probabilidade especial de apresentar culturas negativas.

Meningite bacteriana na infância

As bactérias continuam a ser responsáveis por muitos casos de meningite em todo o mundo, e a meningite bacteriana continua a ser uma das infecções potencialmente mais graves em bebés e crianças, com elevado risco de complicações agudas e morbilidade crónica.

A mortalidade causada por estas infecções diminuiu nos últimos anos, mas existem provas alarmantes de que os efeitos a longo prazo da meningite no início da vida podem ser piores do que se pensava anteriormente. A redução da resposta imunológica a agentes patogénicos específicos associada à idade jovem é provavelmente o fator de risco mais importante para a meningite.

Aproximadamente 95% dos casos notificados de meningite ocorrem entre 1 mês e 12 meses de idade. Em muitas áreas geográficas, os três agentes patogénicos bacterianos mais comuns que causam meningite são o Haemophilus influenzae, o streptococcus meningitis e a Niesseria meningitidis.

O Haemophilus influenzae era o agente patogénico bacteriano mais comum que causava meningite durante o primeiro ano de vida antes da introdução de vacinas contra o Haemophilus influenzae tipo b (Hib). A utilização generalizada de vacinas contra o Hib foi associada a uma diminuição acentuada da frequência da infeção por Haemophilus, e o Haemophilus influenzae já não é o agente patogénico bacteriano mais comum que causa meningite durante o primeiro ano de vida em muitas áreas geográficas, como o Reino Unido e os EUA [2, 3, 4, 5,6].

O padrão da meningite bacteriana infantil em crianças iraquianas

No Iraque, a contribuição exacta e mesmo aproximada do Haemophilus influenzae e de outros agentes patogénicos bacterianos para a meningite bacteriana aguda e para a infeção aguda do SNC em geral permanece desconhecida. Não foi possível encontrar qualquer literatura publicada que relatasse o padrão da meningite bacteriana infantil. Muitos factores têm impedido a estimativa da contribuição do Haemophilus influenzae e de outros agentes patogénicos bacterianos para a meningite bacteriana aguda em crianças iraquianas. De acordo com a nossa experiência no Hospital Universitário de Al Kadhimiyia (um dos três grandes hospitais universitários de Bagdade), os factores que têm impedido a determinação do padrão de meningite bacteriana infantil nas crianças iraquianas incluem

1-A grande maioria dos nossos pacientes estava a receber antibióticos durante vários dias antes do encaminhamento e o exame microscópico do LCR e as culturas do LCR não revelaram o organismo causador. Na maioria dos casos, a suspeita clínica de meningite bacteriana foi apoiada pelo achado de pleocitose do LCR com ou sem níveis baixos de açúcar no LCR ou proteínas elevadas, juntamente com uma resposta satisfatória e relativamente precoce a antibióticos que abrangem os três agentes patogénicos comuns responsáveis pela meningite bacteriana em muitas áreas geográficas do mundo.

Durante a década de 1990, a ampicilina e o cloranfenicol eram os antibióticos mais utilizados nos hospitais iraquianos para o tratamento de casos de suspeita de meningite bacteriana. No entanto, durante os últimos 8 anos, registou-se um aumento da utilização de cefalosporinas de terceira geração, especialmente a cefotaxima, em doentes com diagnóstico de meningite bacteriana.

2-O Iraque viveu mais de duas décadas de turbulência contínua; registou-se uma série de crises financeiras, sociais e políticas. As guerras sucessivas e o longo bloqueio desempenharam um papel importante na geração destas crises complexas e contínuas.

Estas crises foram associadas a sistemas de registo deficientes nos hospitais, à deterioração do programa de formação dos residentes e a uma deterioração acentuada do desempenho académico e da investigação nos hospitais iraquianos, em comparação com muitos outros países com recursos muito inferiores, como a Índia e o Paquistão.

A introdução das vacinas contra Haemophilus influenzae no programa de vacinação dos países desenvolvidos

A introdução da vacina conjugada polissacárida contra Haemophilus influenzae tipo b (Hib) no programa de vacinação dos países desenvolvidos (Reino Unido e EUA) teve um efeito dramático. A incidência da meningite por Hib diminuiu de cerca de 2500 casos por ano para menos de 40 por ano em algumas áreas. As vacinas conjugadas contra H. influenzae tipo b (Hib) e N. meningitidis do grupo C são atualmente administradas por rotina no Reino Unido como parte do ciclo primário de imunização aos 2, 3 e 4 meses.

Ainda não está disponível uma vacina eficaz contra a N. meningitidis do grupo B. Estão a decorrer ensaios de vacinas pneumocócicas conjugadas que poderão ser introduzidas no Reino Unido num futuro próximo [4]. O Haemophilus influenzae foi outrora a causa mais comum de meningite bacteriana nos Estados Unidos. A incidência da meningite por H. influenzae diminuiu drasticamente após a introdução da vacina contra o H. influenzae tipo b (Hib) em 1987, e o H. influenzae é atualmente responsável por menos de 10% dos casos de meningite bacteriana [7].

As vacinas contra o Hib demonstraram ser seguras e imunogénicas durante o primeiro mês de vida. De acordo com a recomendação do Comité de Doenças Infecciosas da Academia Americana de Pediatria, todas as crianças devem ser imunizadas com a vacina contra o Haemophilus influenzae tipo b (Hib) por volta dos 2 meses de idade ou o mais cedo possível mais tarde [8, 9, 10].

Justificação para a possível introdução da vacina contra Haemophilus influenzae no programa de vacinação do Iraque

Muitas das novas terapias e medidas preventivas, incluindo novos antibióticos (por exemplo, cefalosporinas de terceira geração) e novas vacinas (por exemplo, a vacina contra a hepatite B), foram introduzidas no Iraque com um efeito benéfico, com base em investigações e experiências externas e não em investigações e estudos clínicos iraquianos. Obviamente, não é possível assistir a uma melhoria do diagnóstico específico da meningite bacteriana nos hospitais iraquianos num futuro próximo.

Parece lógico que as vacinas contra o Hib devam ser introduzidas no programa de vacinação do Iraque com base nas provas disponíveis fora do Iraque.

Referências 1-Murphy TF. Infecções por Haemophilus. In: Harrison's Principles of Internal Medicine 15th ed. CD-ROM.

2-Baraff LJ, Lee SI, Schringer DL. Resultados da meningite bacteriana em crianças: uma meta-análise. Pediatr Infect Dis 1993; 12:393.

3-Pomeroy SL, Holmes SJ, Dodge PR, et al. Convulsões e outros sinais neurológicos de meningite bacteriana em crianças. N Engl J Med 1990; 323:1651.

4-Taylor HG, Mills EL, Clampi A, et al. A escala da meningite por Haemophilus influenzae em crianças em idade escolar.N Engl J Med 1990;323:1657.

5-Hargreaves RM, Slack MP, Howard AJ. et al. Alteração dos padrões da doença invasiva por Haemophilus influenzae em Inglaterra e no País de Gales após a introdução do programa de vacinação contra o Hib. BMJ 1996; 312:160.

6-Schuchat A et al: Bacterial meningitis in the United States in 1995. N Engl J Med 1997; 337:970.

7-Blazer S, Bernat M, Alon U.Bacterial meningitis. Efeito do tratamento com antibióticos no líquido cefalorraquidiano. J Clin Pathol 1983; 92:480.

8-Comité de Doenças Infecciosas: Vacinas conjugadas contra Haemophilus influenzae tipo b: Recomendações para imunização com vacinas recentemente e anteriormente licenciadas. Pediatria 1993; 92:480.

9-Comité de Doenças Infecciosas: Haemophilus influenzae infections, in 1997 Red Book, Report of the Committee on Infectious Diseases, G Peter et al (Eds). Elk Grove Village, IL, Academia Americana de Pediatria, 1997.

10-Peltola H et al: Perspetiva: A five-country analysis of the impact of four different Haemophilus influenzae type b conjugates and vaccination strategies in Scandinavia. J Infect Dis 1999; 179:223.

Terapia de Ressincronização Cardíaca em Al- Kadhimiyia

Hospital Universitário de Bagdade

The New Iraqi Journal of Medicine 2007; 3 (2): 9-15.

Rafid B.Hashim Al-Taweel

Hospital Universitário Al Kadhimiyia

Al Kadhimiyia Bagdade Iraque

Resumo

Antecedentes: Cerca de 30% dos doentes com insuficiência cardíaca crónica têm evidência de um atraso importante na condução intraventricular, o que pode agravar a disfunção sistólica do ventrículo esquerdo (VE) através de uma contração ventricular assíncrona. Estudos não controlados sugerem que a estimulação biventricular multi-sítio melhora a hemodinâmica e o bem-estar por reduzir o assincronismo ventricular. O objetivo deste trabalho foi avaliar a eficácia clínica desta terapêutica.

Pacientes e métodos: De novembro de 2004 a novembro de 2005, 22 doentes (86,5% homens, 13,5 mulheres) com insuficiência cardíaca moderada a grave foram observados no Al-Kadhimiyia Teaching Hospital. As suas idades variavam entre os 30 e os 77 anos (idade média de 59,5 anos), com uma média de 59,5 anos± 2,5. Todos eles apresentavam atrasos de condução que não respondiam à terapêutica médica. Permaneceram sintomáticos apesar do tratamento farmacológico com IECA, BRA, B-bloqueadores e diuréticos com digoxina, conforme necessário. Por conseguinte, foram submetidos a Terapia de Ressincronização Cardíaca (TRC).

A implantação com sucesso foi conseguida em cerca de 19 doentes (86,5%) e falhou em 3 outros (13,5%) devido a dificuldades técnicas, tendo sido tentada a estimulação bifocal do VD num destes 3 doentes. O seguimento dos doentes que tiveram sucesso na CRT só foi possível em 15 doentes (79%); cada um foi avaliado nos primeiros 3 meses após a CRT, enquanto 4 doentes (21%) não puderam ser seguidos.

Resultados: Durante uma média de 3 meses de seguimento houve uma melhoria significativa da capacidade funcional, da distância de 6 minutos de marcha, do ECG e do ecocardiograma.

Conclusões: Embora tecnicamente complexo, o pacing atriobiventricular melhorou significativamente a tolerância ao exercício e a capacidade funcional.

Introdução

A insuficiência cardíaca congestiva continua a ser um problema de saúde pública importante e crescente. As terapias médicas com medicamentos como os inibidores da enzima de conversão da angiotensina (IECA), os bloqueadores dos receptores da angiotensina (BRA), os bloqueadores beta e a esparinolactona nem sempre são bem sucedidas.

Cerca de 30% dos doentes com insuficiência cardíaca crónica têm evidência de um atraso importante na condução intraventricular, o que pode agravar a disfunção sistólica do ventrículo esquerdo (VE) através de uma contração ventricular assíncrona. Estudos não controlados sugerem que a estimulação biventricular multi-sítio melhora a hemodinâmica e o bem-estar através da redução da assincronia ventricular.

A terapia de ressincronização cardíaca (TRC) tem sido utilizada com sucesso em pacientes com insuficiência cardíaca e atrasos na condução ventricular. Verificou-se que a TRC restaura a ativação síncrona do VE, ressincroniza o tempo de ativação (tanto do VD como do VE) e optimiza o enchimento átrio-ventricular através da redução do atraso AV, abolindo assim o gradiente ventrículo-atrial e minimizando a regurgitação mitral pré-sistólica (RM). Estes efeitos resultam em melhorias importantes no volume sistólico, na contratilidade ventricular, na redução da insuficiência mitral diastólica e sistólica. A estimulação do ventrículo esquerdo é realizada com um eletrodo transvenoso especialmente desenhado, inserido numa veia cardíaca distal através do seio coronário, para estimulação da parede livre do VE.

O VD bifocal tem sido utilizado para ultrapassar as dificuldades encontradas na canulação do seio coronário devido às variabilidades anatómicas e estão em curso estudos para avaliar a sua eficácia na ressincronização para produzir QRS mais estreitos no ECG e melhores resultados hemodinâmicos (aumento da fração de ejeção-EF, débito cardíaco e redução da RM).

A estimulação endocárdica bifocal do VD pode ser conseguida através da presença de 2 eletrodos no VD, um no ápice do VD e outro no alto do septo interventricular, na sua porção fibrosa fraca, que ao serem estimulados agem como se estivessem estimulando o VE. Esta abordagem é desenvolvida por ordem[1,2,3,4,5,6,7,8,9,10].

Doentes e métodos

De novembro de 2004 a novembro de 2005, 22 doentes (86,5% homens, 13,5 mulheres) com insuficiência cardíaca moderada a grave foram observados no Al-Kadhimiyia Teaching Hospital. As suas idades variaram entre 30 e 77 anos (idade média de 59,5 anos), média de 59,5 anos± 2,5. 17 doentes (78%) sofriam de cardiomiopatia isquémica (CMP) (pós-infarto do miocárdio), três doentes (13%) sofriam de CMP dilatada idiopática e dois (9%) sofriam de taquiarritmia.) A Figura (1) mostra a etiologia da insuficiência cardíaca neste estudo. Todos os doentes apresentavam atrasos de condução que não respondiam à terapêutica médica. Permaneceram sintomáticos apesar do tratamento farmacológico com IECA, BRA, B-bloqueadores, diuréticos e digoxina, conforme necessário, pelo que foram submetidos a Terapia de Ressincronização Cardíaca (TRC).

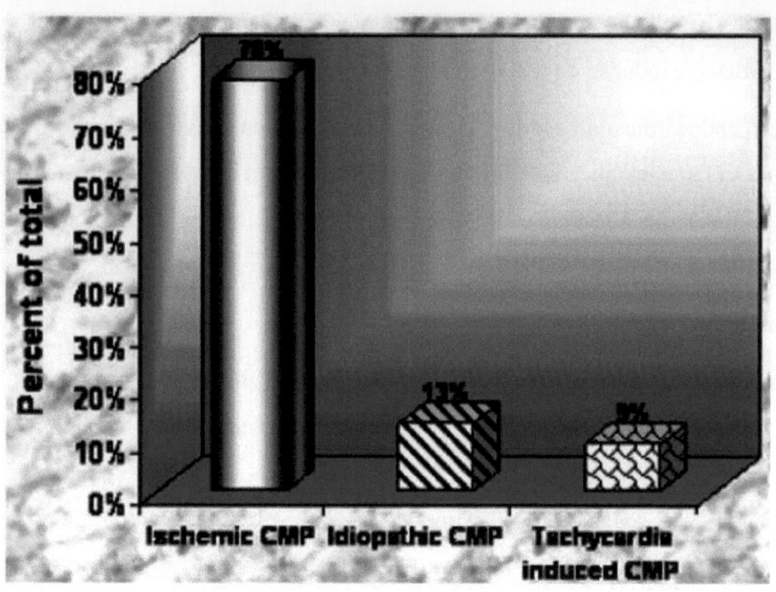

Figura (1): A etiologia da insuficiência cardíaca neste estudo

A implantação com sucesso foi conseguida em cerca de 19 doentes (86,5%) e falhou em 3 doentes (13,5%) devido a dificuldades técnicas (As variações anatómicas do seio coronário e das veias cardíacas de doente para doente causam dificuldades consideráveis durante a implantação e levam a que a inserção seja feita através do seio coronário, daí o insucesso, pelo que foi tentada a estimulação bifocal do VD num destes doentes, como referiremos mais à frente. Foram avaliados quanto à melhoria da capacidade funcional, tolerância ao exercício, parâmetros electrocardiográficos e indicadores ecocardiográficos.

Os indicadores ecocardiográficos foram comparados antes e depois da TRC num período de cerca de 3 meses nos mesmos doentes.

A capacidade funcional (classe NYHA), a distância de caminhada de 6 minutos, os achados electrocardiográficos (duração do QRS) e os indicadores ecocardiográficos (RM e sua gravidade, e FE) foram avaliados antes e depois da implantação do dispositivo (três meses após a TRC). O marcador de dissincronia disponível utilizado no estudo foi o ECG e a presença e gravidade da MR detectada pelo estudo ecocardiográfico foi dividida em leve, moderada e grave, dependendo da medida quantitativa do fluxo do jato da MR pelo estudo Doppler colorido. Ligeiro = jato de sangue que apenas atravessa a válvula mitral. Moderado = jato de sangue que atinge a aurícula média. Grave = jato de sangue que atinge a parede da aurícula esquerda.

O seguimento dos doentes que tiveram sucesso na CRT só foi possível em 15 doentes (79%), cada um avaliado nos primeiros 3 meses após a CRT, enquanto 4 doentes (21%) perderam o seguimento desde o início, pelo que os parâmetros comparados neste estudo foram aplicados apenas aos 15 doentes que seguimos regularmente.

Resultados

A Tabela 1 resume os efeitos da TRC na capacidade funcional, tolerância ao exercício, parâmetros eletrocardiográficos e indicadores ecocardiográficos. A Figura-2 mostra a distância caminhada de seis minutos antes e depois da TRC.

A Figura 3 (A e B) mostra a duração do QRS antes e depois da TRC. A Figura (4) mostra a fração de ejeção no estudo ecográfico antes e depois da TRC. A Figura (5) mostra a gravidade da RM antes e depois da TRC.

Limitações e complicações

2 de 15 pacientes (13%) apresentaram falha secundária da TRC após um implante bem sucedido em com melhora nos resultados clínicos e indicadores ecocardiográficos. Um paciente (6,5%) queixou-se de estimulação do nervo frénico, percebida pelo paciente como uma sensação de picada a cada estimulação.

	Antes do CRT	3 meses após a CRT I
Capacidade funcional (classe NYHA)	80% dos doentes estavam na faixa III enquanto 20% dos doentes estavam em giade IV	Quase 100% estavam em giade II em todos os pacientes (P<0,001)
A distância média de 6 minutos de caminhada (tolerância ao exercício)	137,2 m.=7,35 SEM.	aumentou até 213,4 m. ±10 SEM (P<0,001) i.e. houve um incremento de cerca de 76,2 m. (55,5%)
Achado de ECG	2 pacientes (13%) tinham QRS estreito (≤120msc.) antes da TRC, enquanto os restantes pacientes tinham QRS largo sob a forma de	A duração do QRS em 14 doentes (93%) estava dentro dos 120 msc. Em 1 doente (7%) era de cerca de 140 msc.

	BCRE (87%). A duração média do QRS antes da TRC em todos os doentes foi de 176,3msc.÷10,2 SEM	com um valor médio em todos eles de 121,3 msc.±1,7 SEM (P<0,001) O intervalo PR foi fixado em cerca de 120 msc em todos os doentes.
Indicadores ecocardiográficos	Quase todos tinham FE≤40% com um valor médio de 36,47%±1,1 SEM	Aumentou para 44,93±1,2 SEM (P<0,001), ou seja, um aumento de 8,5% na FE
RM	Ligeira em 27%, moderada em 66%, grave em 7%	Cerca de 80% tinham RM ligeira e os restantes não tinham RM (P<0,01)

Quadro 1: Efeitos da CRT

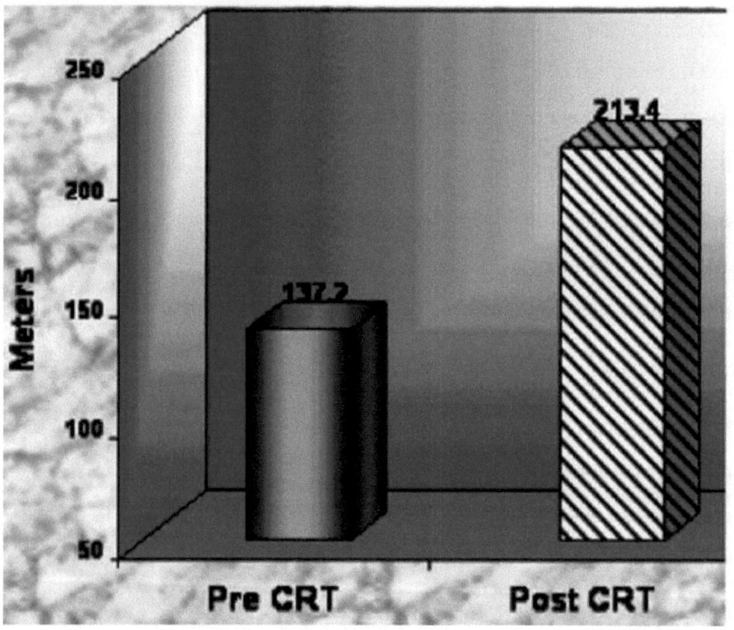

Figura (2): Distância percorrida em seis minutos antes e depois da TRC

Indicadores ecocardiográficos

Como tinham redução da FE para menos de 40%, a classe da NYHA passou a ser de grau III-IV, redução da distância percorrida ao longo dos 6 minutos com um QRS largo, e isto deveu-se principalmente à deslocação do eletrodo do VE. Também um doente (6,5%) com pós-IAM faleceu durante o seguimento após deterioração progressiva do seu estado, apesar de ter tido uma melhoria inicial.

A estimulação bifocal do VD foi tentada pela primeira vez em um dos pacientes que apresentou falha primária da TRC biventricular, e foi acompanhado no período de um mês: Melhora na classe NYHA de grau III para grau II (P<0,001).Melhora na distância de caminhada de 6 minutos de 120 m. para 180 m. ou seja, aumento de 60 m. (50%) na distância (P<0.001) Redução na duração do QRS de 180 msc. para 120 msc. (P <0,001). A melhora na FEVE foi de 35% para 42% (P <0,01). Redução na gravidade da RM de moderada para leve (P <0,01).

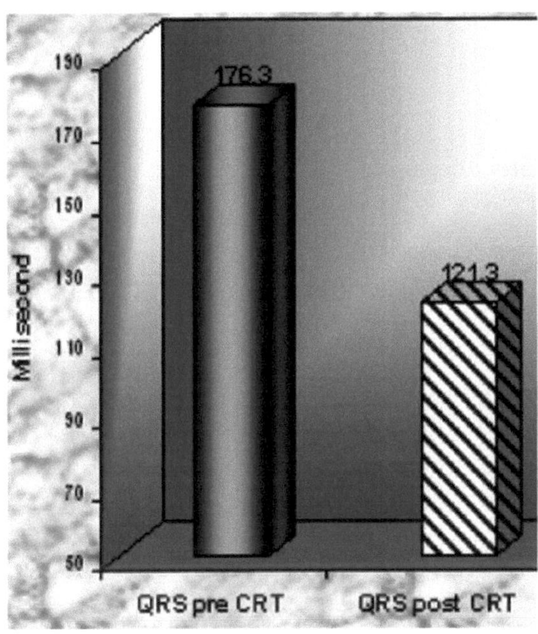

Figura-3 (A): Duração do QRS antes e depois da TRC.

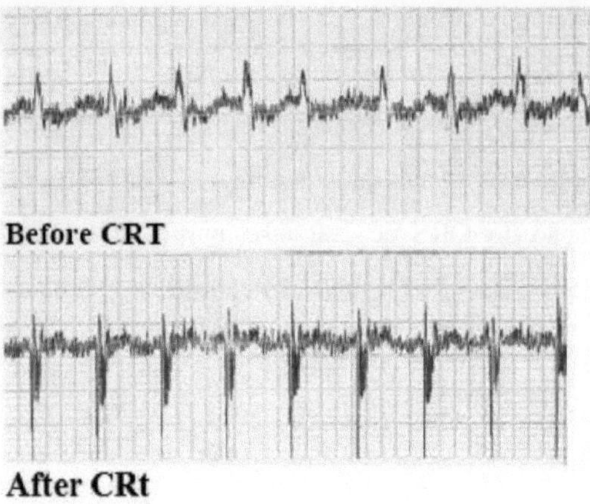

Figura-3 (B): Duração do QRS antes e depois da TRC.

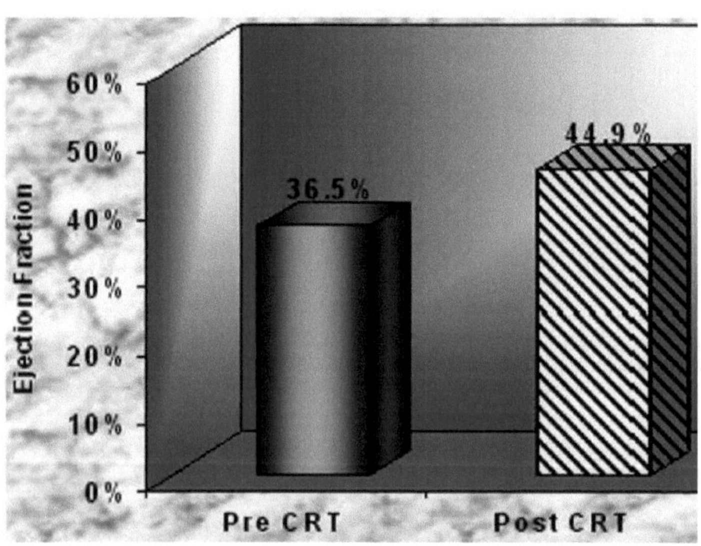

Figura (4): A fração de ejeção no estudo ecográfico antes e depois da CRT.

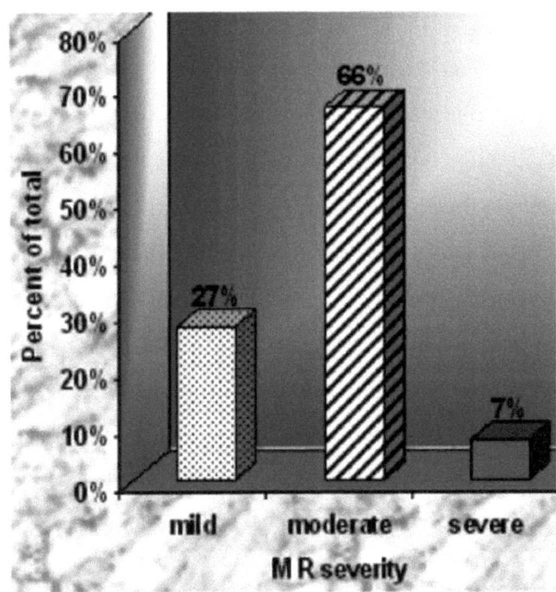

Figura.5 (A): A gravidade da RM antes da TRC.

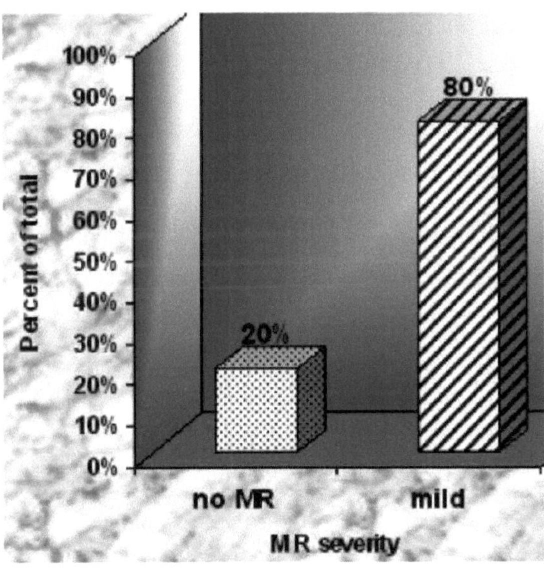

Figura 5 (B): A gravidade da RM após a TRC.

Discussão

Neste estudo, a taxa de sucesso da implantação (86,5%) foi comparável a relatos anteriores (88%-92%). A melhora na capacidade funcional, representada pela distância de caminhada de 6 minutos, ECG e ecocardiograma após a TRC também foi semelhante a estudos anteriores. A complicação de falência secundária da TRC com subsequente deterioração do estado clínico e dos indicadores ecocardiográficos, provavelmente devido ao deslocamento da derivação do VE, também já foi relatada anteriormente. Felizmente, a perfuração do seio coronário não foi encontrada em nenhum dos nossos pacientes, mas a estimulação do nervo frénico (ou seja, a contração diafragmática) esteve presente em apenas um paciente, provavelmente porque não conseguimos obter uma boa ressincronização sem maximizar a energia de saída do eletrodo do VE (7,5 mv) à custa desta complicação irritante, no entanto, esta complicação permanece baixa [11,12,13,14,15,16,17,18,19,20].

Agradecimentos

O Dr. Rafid B. Hashim Al-Taweel realizou este estudo quando era estudante de doutoramento no Hospital Universitário Al Kadhimiyia. Este artigo representa a sua tese de doutoramento. A terapia CRT foi efectuada pelo Dr. Ammar Hamdi (um consultor internista) e o supervisor do estudo do Dr. Rafid.

Referências 1-Leclercq C, Kass DA. Retiming the failing heart: principles and current clinical status of cardiac resynchronization J Am coll Cardiol. 2002; 39:194-201.

2-Nelson GS, Berger RD, Fetics BJ, Talbot M, Spinelli JC, Hare JM, Kass DA. A estimulação do ventrículo esquerdo ou biventricular melhora a função com menor custo energético em pacientes com CMP dilatada e BCRE. Circulation 2000; 102:3053-9.

3-Blancc JJ , Etienne Y , Gilard M , Mansourati J , Munier S , Boschat J, Benditt DG , Lurie KG. Avaliação de diferentes locais de estimulação ventricular em pacientes com insuficiência cardíaca grave. Resultados de um estudo hemodinâmico agudo. Circulation. 1997; 96:3273-3277.

4- AbrahamWT, Hayes DL. TRC para insuficiência cardíaca. Estudos clínicos da TRC. Circulation 2003; 108(21): 2596.

5-Mateos JC, Alboronz RN, Mateos EI, Gimenez VM, Pachon MZ. Bifocal do ventrículo direito no tratamento da cardiomiopatia dilatada com insuficiência cardíaca. Resultados. Arq. Bras. Cardiol. vol.73 n.6 São Paulo. 1999.

6-Abraham WT, Hayes DL. TRC para insuficiência cardíaca. Implicações clínicas da TRC. Circulation 2003; 108(21): 2596.

7-Abraham WT, Fisher WG, Smith AL et al. Avaliação Clínica Multicêntrica Randomizada. Cardiac resynchronization in chronic heart failure N Engl J Med 2002, 346:1845- 53.

8-Linde C, Leclerq C, e Rex S, et al. Benefícios a longo prazo da estimulação biventricular na insuficiência cardíaca congestiva: Resultados do estudo MUSTIC (Multisided Stimulations in Cardiomyopathies). J Am Coll Cardiol 2002; 40:111-8.

Prevalência de perturbação de stress pós-traumático em crianças do ensino primário em Bagdade

The New Iraqi Journal of Medicine 2007; 3 (2): 16-19.

Ali H. Razoki

Psiquiatra consultor

Hospital universitário de Yarmok Bagdade

Ghazi Aboud

Psiquiatra consultor

Hospital Al Rashad, Bagdade

Khawla A. Al-qaisy

Diretor do centro de investigação educacional e psicológica

Resumo

Antecedentes: A atual situação no Iraque, dominada pela violência, pilhagens, raptos, torturas e assassínios, criou uma atmosfera extremamente ameaçadora e traumatizante para toda a população, especialmente para as crianças.

Objectivos: determinar a prevalência da perturbação de stress pós-traumático (PTSD) entre as crianças do ensino primário em Bagdade.

Método: Foi realizado um inquérito transversal por amostragem, em várias fases, a 979 inquiridos com idades compreendidas entre os 9 e os 15 anos, em Bagdade, durante o período de janeiro a março de 2005, tendo sido envolvidas seis escolas com 150-160 crianças em cada uma delas.

Instrumento: Foi aplicada a versão árabe do MINI (international neuro psychiatric interview PTSD module 1).

Resultados: Durante os últimos 2 anos, 58% dos inquiridos tinham sofrido um acontecimento traumático grave. A prevalência de PTSD entre as crianças em idade escolar foi de 18%. O rácio masculino/feminino foi de 2/3, o que foi estatisticamente significativo.

Conclusões: Os acontecimentos traumatizantes foram muito comuns e precipitaram PTSD em 18% das crianças. A prevalência foi inferior à esperada, o que pode sugerir que os iraquianos se adaptaram a algum tipo de imunização psicológica durante as últimas três décadas sucessivas de stress e trauma. O estudo justifica a realização de esforços excepcionais para reestabilizar a situação, a fim de evitar a disseminação da morbilidade e da incapacidade entre as crianças.

Introdução

A situação crítica atual e a trágica quantidade de violência em Bagdade afectaram toda a população, causando diferentes graus de angústia, ansiedade, medo e depressão. As pessoas que foram diretamente expostas a acontecimentos traumáticos graves podem sofrer de stress grave, especialmente as crianças. O trauma psicológico pode precipitar a perturbação de stress pós-traumático (PTSD) em algumas delas, resultando em perturbações ao longo do tempo e mesmo em incapacidade para as crianças afectadas. Esperamos que este estudo contribua para estimar a magnitude do problema e para ajudar a planear a sua resolução no futuro.

A taxa de prevalência da PTSD foi de 20,4% no Afeganistão [1]. A PTSD é comum numa amostra representativa de grande dimensão: Nos EUA. Kessler et al estimaram a prevalência da PTSD ao longo da vida em 7,8% (mulheres 10,4%, homens 5%). A PTSD pode afetar qualquer pessoa durante a sua vida e até 30% das pessoas susceptíveis a acontecimentos stressantes ou a estados de natureza não excecionalmente ameaçadora ou catastrófica (como uma catástrofe natural, guerra, tortura, violação, abuso sexual) acabarão por desenvolver PTSD [2]. O objetivo deste estudo é determinar a prevalência de PTSD em crianças do ensino primário em Bagdade.

Doentes e métodos

Foi realizado um estudo transversal (inquérito de prevalência) em 6 escolas de Bagdade. Foi utilizado um método de amostragem em várias fases, envolvendo os 2 sectores educativos de Bagdade (Karkh e Risafa) como base para a estratificação, com um tamanho de 979. Em cada estrato, foram escolhidas aleatoriamente três escolas, formando um total de seis escolas. Em cada escola, foram escolhidas aleatoriamente seis turmas, utilizando a amostragem aleatória sistemática, tendo sido inscritas 25 crianças de cada turma. Apenas foram envolvidos os 4º, 5º e 6º anos. Foi aplicada a versão árabe do M.I.N.I (International Neuro-psychiatric Interview PTSD module 'I') (David Sheehan, University of South Florida.

Técnicas de recolha de dados: dois psicólogos com formação adequada realizaram entrevistas diretas com as crianças.

Análise estatística: Foram utilizadas estatísticas descritivas para a prevalência e as caraterísticas demográficas e estatísticas de correlação para as caraterísticas associadas, utilizando os programas informáticos EPI e SPSS11.

Resultados Foram entrevistadas 979 crianças do ensino primário (492 do sexo masculino e 487 do sexo feminino), de seis escolas diferentes de Bagdade, sendo 150-160 crianças de cada escola e 50-55 do 4º, 5º e 6º anos. As suas idades variavam entre os 9 e os 15 anos (com uma média de 11 anos). A Figura (1) mostra a distribuição por idade e sexo das crianças inscritas. 578 (58%) crianças foram expostas a um acontecimento traumático grave durante os últimos dois anos. 177 (71 do sexo masculino 40% e 106 do sexo feminino 60%) foram afectadas por PTSD, o que corresponde a uma taxa de prevalência de 18%. O rácio entre homens e mulheres foi de 2\3 utilizando o teste de proporção Z=-2,564, que é superior a 0,96. O valor de p é inferior a 0,05, pelo que este rácio é estatisticamente significativo. O teste do qui-quadrado foi de 19,95 com 8 graus de liberdade e o valor de p foi de 0,01.

Os sintomas de evitamento foram os seguintes: 85% evitaram pensar no acontecimento, 77% tiveram dificuldade em recordar alguma parte importante do que aconteceu, 64% ficaram menos interessados em passatempos e actividades sociais, 49% sentiram-se desligados e afastados dos outros, 54% notaram que os seus sentimentos estavam entorpecidos e 55% sentiram que a sua vida seria encurtada. Os sintomas de hiperexcitação foram os seguintes: 68% tinham dificuldade em dormir, 50% eram irritáveis, 69% tinham dificuldade em concentrar-se, 43% eram nervosos e 61% ficavam facilmente assustados. Os sintomas interferiram de forma significativa com os trabalhos escolares, as actividades sociais ou causaram uma angústia significativa em 83% da amostra.

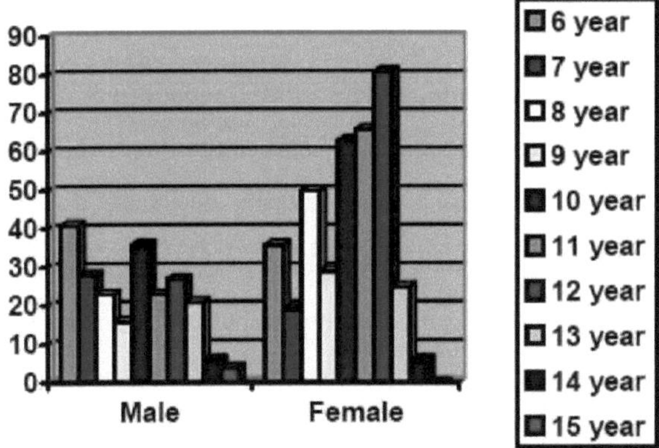

Figura (1): Distribuição por idade e sexo das crianças inscritas

Discussão 58% da amostra de crianças tinha sido exposta a um acontecimento traumático importante durante os últimos 2 anos, o que aponta para o ambiente volátil e violento em que vivemos e especialmente para as nossas crianças. Este número indica uma atmosfera traumática violenta, que necessita de esforços excepcionais para reestabilizar a situação, a fim de evitar a morbilidade e a incapacidade generalizadas entre essas crianças.

18% das crianças preenchiam os critérios de diagnóstico de PTSD, o que pode sugerir que os iraquianos, e especialmente as crianças, se tinham adaptado de uma forma ou de outra a acontecimentos stressantes e traumáticos, provavelmente porque esses acontecimentos se tornaram crónicos e actuaram como uma imunização psicológica. A taxa de prevalência da PTSD foi inferior à esperada, em comparação com estudos semelhantes realizados noutros locais[2]: 22,2% nas escolas africanas Seedat etal[3]; 35% após o bombardeamento da embaixada dos EUA em Nairoby Njenga etal [4]; 41% em Gardoza etal no Afeganistão [5]; e 31% nas vítimas de bombardeamentos em

França Verger etal [6]. No entanto, a taxa de prevalência de 18% é suficientemente elevada para suscitar a preocupação de tomar medidas preventivas e terapêuticas para lidar com ela. O rácio masculino/feminino de 2/3 indica que as mulheres são mais vulneráveis a desenvolver PTSD. Estes resultados abrem a porta a novas investigações sobre este tema.

Conclusão

O impacto do atual ambiente extremamente violento em Bagdade nas crianças é significativo. É necessário um plano e um programa eficazes para lidar com o trauma psicológico e o efeito devastador. São essenciais mais investigações neste domínio.

Referências 1-Scholte WF, Olff M, Ventevogl P, Vries GJ, Jansveld E, Cardozo BL, Crawford CAG. Sintomas de saúde mental após a guerra e a repressão no leste do Afeganistão. 2004 Amer JAMA Aug. 2004; 292 (5).

2-www.Prevalência e incidência da perturbação de stress pós-traumático - diagnóstico errado.com.

3-Seedat S, Nymal C, Njenga F., Vythilingum B, Stein DJ. Exposição ao trauma e sintomas de PTSD em escolas urbanas africanas. British journal of psychiatry 2004, 184, 169-175.

4-Njenja FG, Nicholls PJ, Nyamai C, Kijamwa P, Davidson JR. stress pós-traumático após um ataque terrorista: reação psicológica após o bombardeamento da embaixada dos EUA em Nairooby, British J.Psych 2004); 185,328-333.

5-Cardozo Brbara Lopes, BilukhaOO, Crawford Carol AG, etal. Mental health, social functioning, and disability in postwar Afghanistan, JAM 2004; 292 (5).

6-Verger P, Dab W, Lamping DL, et al. The Psychological Impact of Terrorism: An Epidemiologic Study of Posttraumatic Stress Disorder and Associated Factors in Victims of the 1995-1996 Bombings in France. American J Psych 2004; 13841389.

Globulina antitimócito com ciclosporina A e metilprednisolona no tratamento de pacientes adultos com anemia aplástica: Iraqi experience The New Iraqi Journal of Medicine 2007; 3 (2):24-27.

Abdul Majeed A.

Hammadi, Alaa Makki ,

Amel A. Ali , Waleed A. Azeez

Secção de transplante de medula óssea. Cidade médica de Bagdade

Resumo

Antecedentes: A globulina antitimócito (**ATG**) tem sido a alternativa padrão ao transplante de células estaminais hematopoiéticas (TCTH) ou à terapêutica imunossupressora (TSI) da anemia aplástica. O objetivo deste estudo foi descrever a nossa experiência com a **ATG** no tratamento da anemia aplástica.

Doentes e métodos: De outubro de 2003 a março de 2007, 30 doentes iraquianos (16 do sexo masculino e 14 do sexo feminino) com anemia aplástica grave (SAA) (=80%) e anemia aplástica menos grave (nSAA) (n = 20%) foram selecionados para tratamento com **ATG** de coelho (timoglobulina; Fresenius Germany) e metilprednisolona. As suas idades variavam entre os 14 e os 55 anos. Os doentes foram tratados com 1-ATG 10-15mg/kg 5 -7 dias, 2-ciclosporina 5mg/kg 6 meses, 3-metil prednisolona 5mg/kg oral ou iv 5 dias e redução gradual em 28 dias.

Resultados: 12 (40%) doentes obtiveram remissão parcial (P. A resposta global foi de 50%. 18 permaneceram vivos. 4 doentes (15%) não apresentaram qualquer resposta. Seis doentes (20%) morreram nos 12 meses seguintes ao início do tratamento, 4 (13,3%) morreram mais de 12 meses após o início do tratamento.

Conclusão: A nossa experiência é semelhante às experiências anteriormente relatadas [11] com uma resposta global semelhante à resposta anteriormente relatada de 40-70%, e problemas semelhantes.

Introdução

A anemia aplástica é considerada uma doença imunomediada da medula óssea, caracterizada por aplasia da medula óssea e pancitopenia do sangue periférico. A maioria dos doentes pode ser tratada com sucesso com um transplante de células estaminais hematopoiéticas (TCTH) ou com uma terapia imunossupressora (TSI) e pode sobreviver a longo prazo [1]. Uma vez que o TCTH cura a anemia aplástica, é o tratamento de eleição para doentes jovens com dadores de células estaminais adequados. Os dadores aparentados HLA-matched são amplamente aceites como dadores de células estaminais [2], enquanto o TCTH de dadores não aparentados ainda acarreta um risco significativo de morbilidade e mortalidade [3]. A maioria dos doentes não dispõe de dadores para o TCTH de risco padrão e recorre ao TSI como tratamento de primeira linha e, no nosso país, o transplante de células estaminais não é viável. A globulina antitimócito (ATG) tem sido o padrão para a TSI da anemia aplástica. A ATG melhora significativamente a sobrevivência em comparação com os cuidados de suporte ou a terapia com andrógenios. As taxas de resposta variam entre 40% e 70%, e a sobrevivência a longo prazo após TSI com ATG é semelhante à de doentes não selecionados tratados com TCTH [3, 4, 5, 6, 7].

Doentes e métodos

De outubro de 2003 a março de 2007, 30 doentes iraquianos (16 do sexo masculino e 14 do sexo feminino) com anemia aplástica grave (SAA) (=80%) e anemia aplástica menos grave (nSAA) (n = 20%) foram selecionados para tratamento com ATG de coelho (timoglobulina; Fresenius Germany) e metilprednisolona. As suas idades variavam entre os 14 e os 55 anos. Os doentes foram tratados com 1-ATG 10-15mg/kg 5 -7 dias, 2-ciclosporina 5mg/kg 6 meses, 3-metilprednisolona 5mg/kg oral ou IV 5 dias e redução gradual em 28 dias, ver anexo 1. Os doentes foram avaliados antes e depois do tratamento. A avaliação incluiu contagens sanguíneas completas, história de transfusões, medicação, doenças ou acontecimentos adversos e estado de saúde geral, história completa e exame clínico, verificação de osteoporose/necrose, insuficiência renal, hipertensão, evidência clínica ou laboratorial de hemoglobinúria paroxística nocturna (HPN) (teste de Ham, haptoglobina), efeitos secundários do tratamento registados nas respectivas fichas de casos síndrome mielodisplásica (SMD), leucemia e tumores sólidos.

A resposta foi definida como uma melhoria significativa das contagens sanguíneas (remissão parcial ou completa) no prazo de 4 meses, de acordo com as actuais diretrizes de consenso do European Blood and Marrow Transplant (EBMT) Severe Aplastic Anemia Working Party [7]. A remissão completa (RC) foi definida como contagens sanguíneas normais para a idade e sexo. Para os doentes com 15 anos ou mais, utilizámos níveis de hemoglobina (Hb) iguais ou superiores a 12 g/dL para as mulheres e níveis de Hb iguais ou superiores a 13 g/dL para os homens, contagens de granulócitos iguais ou superiores a 1,5 × 10 /L e contagens de plaquetas iguais ou superiores a 150 × 10 /L. Para 6 crianças, foram utilizados limiares inferiores ajustados à idade [8].

A remissão parcial (RP) foi definida pela independência de transfusão e por um aumento não justificado das contagens de pelo menos uma linha celular em relação aos valores basais (Hb em pelo menos 3 g/dL, granulócitos em pelo menos 0,5 × 10 /L, se anteriormente inferior a 0,5 × 10 /L, e plaquetas em pelo menos 20 × 10 /L, se anteriormente inferior a 20 × 10 /L) ou pela duplicação ou normalização das contagens de pelo menos uma linha celular, se as contagens anteriores da(s) respectiva(s) linha(s) celular(es) não satisfizessem os critérios para SAA. Todas as remissões tiveram de ser confirmadas por, pelo menos, duas contagens sanguíneas com um intervalo mínimo de 4 semanas.

A recaída clínica foi definida como uma diminuição de qualquer uma das contagens sanguíneas periféricas para menos de 50% da mediana das contagens sustentadas durante a remissão, pelo retorno das contagens a níveis que satisfazem a definição de SAA, ou pela necessidade de transfusão.

Os doentes foram seguidos durante mais de 3 anos, o que incluiu uma avaliação clínica completa e hemogramas completos, para além de qualquer evolução clonal, incluindo (leucemia aguda da HPN) e o tipo de resposta e dependência da ciclosporina seguintes.

A mediana do tempo de observação dos doentes sobreviventes é de 3 anos.

Resultados

Cerca de quatro meses após o início do tratamento, 13 doentes (43,1%) obtiveram pelo menos RP e foram considerados respondedores. 2 doentes (6,6%) obtiveram RC. No final do seguimento, 12 (40%) doentes obtiveram RP.

A resposta global foi de 50%. Os doentes que estão vivos são 18 dos 30 casos. 4 doentes (15%) não apresentaram qualquer resposta. Seis doentes (20%) morreram nos 12 meses seguintes ao início do tratamento e 4 doentes (13,3%) morreram mais de 12 meses após o início do tratamento. As causas de morte foram consideradas hemorragia cerebral em 2 doentes, insuficiência respiratória por pneumonia em 3 doentes, insuficiência multiorgânica por sépsis em 4 doentes e sépsis e leucemia num doente.

As contagens sanguíneas de 13 doentes melhoraram mais de 3 meses e até 2 anos após o tratamento. Três destes doentes atingiram a RC e continuam em condições estáveis, não necessitando de cursos adicionais de IST. Não se registou uma remissão tardia nos nossos casos.

De todos os doentes que tiveram uma resposta a um regime que continha CsA (4 de 30) necessitaram da administração do medicamento durante mais de 6 meses, porque as suas contagens diminuíram com a descontinuação da CsA ou quando a dose do medicamento foi reduzida, e voltaram às contagens anteriores com a readministração da CsA.

Efeitos secundários: Ocorreu osteonecrose num doente, hipertricose em 4 doentes do sexo feminino, hiperplasia gengival em 7 doentes, hipertensão arterial com necessidade de tratamento em 2 doentes e cãibras musculares em 6 doentes.

Discussão

Cerca de dois terços dos doentes com anemia aplástica respondem a uma combinação de ATG, CsA e metilprednisolona de curta duração. Esta combinação foi significativamente mais eficaz do que a ATG e a metilprednisolona isoladamente (taxa de resposta, 70% versus 41%; P = 0,015). Os resultados iniciais favoráveis do tratamento com ATG, metilprednisolona e CsA foram confirmados em várias pequenas séries e em grandes ensaios americanos [9] e italianos [10]. A CsA isolada tem atividade na anemia aplástica, mas os ensaios europeus mostraram que a combinação de ATG e CsA é mais eficaz do que a CsA isolada [12]. A anemia aplástica pode ser particularmente sensível à CsA em crianças [13]. A combinação de ATG, metilprednisolona e CsA tornou-se, assim, o protocolo imunossupressor padrão em crianças e adultos com SAA, em relação ao qual são comparados novos regimes de tratamento.

Conclusão

A nossa experiência é semelhante às experiências anteriormente relatadas11] com uma resposta global semelhante à resposta anteriormente relatada de 40-70%.

Referências 1-Young NS. Anemia aplástica adquirida. Ann Intern Med. 2002; 136:534-546.

2-Deeg HJ, Leisenring W, Storb R, et al. Resultado a longo prazo após transplante de medula para anemia aplástica grave. Blood. 1998; 91:3637-3645.

3-Deeg HJ, Seidel K, Casper J, et al. Transplante de medula óssea de dadores não aparentados para doentes com anemia aplástica grave que falharam a terapia imunossupressora. Biol Blood Marrow Transplant. 1999; 5:243-252.

4-Champlin R, Ho W, Bayever E, et al. Treatment of aplastic anemia: results with bone marrow transplantation, antithymocyte globulin, and a monoclonal anti-T cell antibody. Prog Clin Biol Res. 1984; 148:227-238.

5-Camitta B, O'Reilly RJ, Sensenbrenner L, et al. Terapia de anemia aplástica grave com globulina de linfócitos do ducto antitorácico. Blood. 1983; 62:883-888.

6-Bacigalupo A, Brand R, Obeto R, et al. Treatment of acquired aplastic anemia: bone marrow transplantation compared with immunosuppressive therapy the European Group for Blood and Marrow Transplantation experience. Semin Hematol. 2000; 37:69-80.

7-Schrezenmeier H. Tratamento da anemia aplástica com imunossupressão e factores de crescimento hematopoiético: Livro Educacional da 25ª Reunião Anual da EBMT. Hamburgo, Alemanha: 1999; 123-131.

8 Lee GR, Foerster J, Lukens JN, Paraskevas F, Rodgers GM. Wintrobe's Clinical Hematology. 10ª ed. Baltimore, MD: Lippincott Williams & Wilkins; 1998.

9-Rosenfeld SJ, Kimball J, Vining D, Young NS. Imunossupressão intensiva com globulina antitimócito e ciclosporina como tratamento para anemia aplástica adquirida grave. Blood. 1995; 85:3058-3065.

10-Bacigalupo A, Bruno B, Saracco P, et al. Antilymphocyte globulin, cyclosporine, prednisolone, and granulocyte colony-stimulating fator for severe aplastic anemia: an update of the GITMO/EBMT study on 100 patients. Grupo de Trabalho do Grupo Europeu para a Transplantação de Sangue e Medula Óssea (EBMT) sobre Anemia Aplástica Grave e o Gruppo Italiano Trapianti di Midolio Osseo (GITMO). Blood. 2000; 95:1931-1934.

11-Raghavachar A, Kolbe K, Hoffken K, et al. A imunossupressão padrão é superior à ciclosporina/filgrastim na anemia aplástica grave: o estudo multicêntrico alemão [resumo]. Bone Marrow Transplant. 1999; 23(suppl 1):S31.

O papel da injeção percutânea de espírito puro no tratamento do nódulo quístico benigno, solitário, frio, da glândula tiroide

The New Iraqi Journal of Medicine 2007; 3 (2):28-31.

Hassan Al-Sikafi

Cirurgião consultor

Hospital Universitário de Bagdade

Malik Al Hashimi

Cirurgião consultor

Hospital Universitário de Bagdade

Resumo

Antecedentes: O papel da injeção percutânea de espírito puro em nódulos solitários da tiroide foi sugerido por Liviraghi em 1990 como uma possível terapia para nódulos tóxicos da tiroide com funcionamento autónomo A injeção percutânea de espírito a 95% tem sido considerada um procedimento terapêutico seguro, de baixo custo e eficaz em doentes com nódulos císticos benignos da tiroide. O objetivo deste artigo é relatar a nossa experiência.

Pacientes e método: Durante os anos de 2001 e 2002, 152 doentes com nódulos solitários da tiroide detectados clinicamente foram observados na Cidade Médica de Bagdade, incluindo 72 doentes com nódulos solitários, císticos e frios. Foi efectuada citologia aspirativa por agulha fina (C.A.A.F.) a todos os doentes (72), 57 doentes eram benignos, 6 doentes eram malignos ou suspeitos e 9 doentes com aspirado indeterminado. 60 doentes foram incluídos num estudo clínico destinado a investigar os possíveis efeitos benéficos da injeção de álcool puro (etanol a 95%).

Resultados: A injeção de álcool puro (etanol) no nódulo da tiroide foi feita em apenas 60 doentes. 42 doentes (70%) com nódulos císticos benignos da tiroide foram tratados com sucesso com aspiração e injeção de álcool puro, dos quais 24 doentes (40%) tiveram o desaparecimento completo do nódulo, 18 doentes (30%) tiveram uma redução do tamanho do nódulo em mais de (50%) em relação à linha de base. Durante o período de seguimento de 1 a 2 anos, registaram-se 2 casos de recorrência (3, 3%). Em 18 doentes (30%) não se obteve uma redução significativa após um mês de injeção de álcool.

Conclusão: A injeção percutânea de 95% de espírito no nódulo cístico da tiroide foi benéfica em 70% dos casos, sugerindo um papel potencial para esta terapia.

Introdução

O nódulo único da tiroide é um problema comum da tiroide. A grande maioria destes nódulos é benigna e a incidência de malignidade no nódulo solitário frio da tiroide é de 10% a 20% [1,2]. [A ecografia pode fornecer informações sobre a consistência do nódulo frio da tiroide, que pode ser cístico ou sólido; 2-9% dos nódulos císticos da tiroide podem albergar um tumor maligno[3,4].A citologia aspirativa por agulha fina (FNAC) é segura e pode ser utilizada para diagnosticar, tratar e, por vezes, curar o nódulo cístico da tiroide[5,6]. O papel da injeção percutânea de espírito puro em nódulos solitários da tiroide foi proposto pela primeira vez por Liviraghi em 1990 como uma possível terapia para nódulos tóxicos com funcionamento autónomo.

nódulos da tiroide A injeção percutânea de espírito a 95% tem sido considerada um procedimento terapêutico seguro, de baixo custo e eficaz em doentes com nódulos císticos benignos da tiroide [7, 8].

Doentes e métodos

Durante os anos de 2001 e 2002, 152 pacientes com nódulos solitários da tiroide detectados clinicamente e confirmados por ecografia e tomografia computadorizada da tiroide foram observados na Cidade Médica de Bagdade, incluindo 72 pacientes (sem mulheres e homens) com nódulos solitários, quísticos e frios. Foi efectuada citologia aspirativa por agulha fina (C.A.A.F.) em todos os doentes (72), 57 doentes eram benignos, 6 doentes eram malignos ou suspeitos e 9 doentes tinham um aspirado indeterminado.

60 doentes foram incluídos num estudo clínico destinado a investigar os possíveis

efeitos benéficos da injeção de álcool puro (etanol a 95%). Apenas 31 doentes dispunham de hormonas séricas da tiroide.60 doentes foram incluídos num estudo clínico destinado a investigar os possíveis efeitos benéficos da injeção de álcool puro (etanol a 95%). A injeção de álcool puro (etanol) no nódulo da tiroide foi efectuada em apenas 60 doentes, tal como descrito por Lowhagen e outros [6]. 42 doentes (70%) com nódulos císticos benignos da tiroide foram tratados com sucesso com aspiração e injeção de álcool puro

Técnica: Foi utilizada a técnica padrão descrita por Lowhagen, a PAAF foi efectuada com o doente em posição supina e o pescoço estendido, tendo o doente recebido instruções para não engolir. O nódulo foi estabilizado com a mão esquerda e foi introduzida uma agulha hipodérmica de calibre 21 ligada a uma seringa de 20 cc, com aspiração contínua para dentro e para fora. Quando a aspiração estiver concluída, é injectada lentamente uma pequena quantidade (1-5 ml) de álcool a 95% com base no volume aspirado, sem retirar a agulha [10, 11]. A injeção de álcool foi realizada uma vez em 44 doentes, duas vezes em 10 doentes e três vezes em 6 doentes. E três vezes em 6 pacientes.

Acompanhamento: após a injeção de espírito puro, os doentes foram acompanhados clinicamente e por ecografia durante 1-2 anos. A primeira visita foi efectuada após 1 semana para verificar o resultado da citologia aspirativa por agulha fina e o tamanho do nódulo, a segunda visita 1 mês mais tarde e depois 6-12 meses.

Resultado

A injeção percutânea de álcool a 95% (etanol) no nódulo cístico da tiroide foi efectuada em 60 doentes. Em 12 doentes, a injeção de álcool não foi efectuada devido à pequena quantidade de material aspirado (0,1-0,2 ml), dos quais 10 foram operados porque os resultados citológicos eram malignos, suspeitos ou indeterminados. Após a injeção de álcool, os doentes foram seguidos clinicamente e por ecografia durante 1 a 2 anos. Um mês após o tratamento, observou-se uma redução do tamanho do nódulo superior a 50% em relação à linha de base em 42 doentes (70%), incluindo 24 doentes (40%) com desaparecimento completo do nódulo, 2 casos recorrentes 6-12 meses mais tarde.

Cinco deles foram operados devido a indicação citológica (maligno, suspeito ou indeterminado) ou reacumulação rápida e repetida, os outros 13 doentes não foram operados porque tinham um diagnóstico citológico benigno, pelo que foram mantidos num seguimento rigoroso durante 1-2 anos, como mostra a tabela2. A aspiração e a injeção de álcool foram repetidas (duas ou três vezes) em 16 doentes, quer por reacumulação, quer por não se ter obtido redução. Não foram observadas complicações que exigissem hospitalização.

Discussão

Verda e os seus colegas descobriram que 80% dos doentes com nódulo cístico benigno da tiroide frio obtêm uma redução do volume nodular superior a 50% após um mês da injeção de álcool puro, com 3% de recorrência após um ano de seguimento [2]. Papini et al descobriram que os nódulos solitários não tóxicos da tiroide são tratados com sucesso em 90100% dos doentes através da terapia percutânea com etanol (PET) e a taxa de recorrência é de apenas 2-5% [4]. Panunizi et al [8] trataram 30 pacientes com nódulos autónomos da tiroide por PET, a sua experiência confirma uma excelente resposta e os sintomas de hipertiroidismo e os níveis hormonais são normais e, na avaliação ecográfica, todos os nódulos tiveram uma redução significativa. Neste estudo, o resultado final global do acompanhamento a longo prazo foi de 40 doentes (66,6%) com uma redução significativa do volume do nódulo cístico benigno da tiroide, dos quais 24 doentes (40%) tiveram um desaparecimento completo dos nódulos, o que não é mencionado noutros estudos. A lesão da tiroide induzida pelo espírito é caracterizada por necrose coagulativa e enfarte hemorrágico devido a trombose vascular e está bem definida em relação ao parênquima tiroideu circundante e, nos nódulos quísticos, o espírito irrita a parede do quisto para induzir fibrose

Conclusão

A injeção percutânea de 95% de espírito no nódulo cístico da tiroide foi benéfica em 70% dos casos, sugerindo um papel potencial para esta terapia.

Referências 1-DewanSS: incidência de cancro da tiroide em bócio solitário e multi-nodular Bompany, Radiation Medicine Center, 1986, 15-23

2-Rendall-CH (FNA de nódulos da tiroide durante 3 anos) J.clinpathol, 1989; 42(1):23-7

3-SimeoneJE, Daniels GH, Mueller Pr (Sonografia da tiroide de alta resolução em tempo real). Radiologia; 1982; 145; 431-433.

4-Papini-E, pacella-CM; Verda G. Injeção percutânea de etanol em nódulo benigno da tiroide. Secção de Endocrinologia, Opedale Regina. A postolorum, Albono Laziale, Roma, ItáliaCli.Endorinol.Oxf.1995Abr; 5(2):147-50.

5-Ascaft MW. Management of thyroid nodules for three years J.Clinpath.1989; 42; 23-27.

6-H Balty e M.love.Short practice of surgery. Twentieth Edition H.K Lewis and Co.Ltd. London, 1988.Chapter37, p666, 671-672.

7-Liviraghi-Narid-F.Injeção percutânea de etanol no tratamento do nódulo tóxico da tiroide. Departamento de Medicina Interna do Hospital Regina Apoatolorum de Albano, Itália Clin. Endocrinal. Oxf 1993; 76(2); 911-6.

8-Verda-G, papini-F, Gallotti-Q, et al. Injeção percutânea de etanol no tratamento dos nódulos císticos da tiroide. Itália.Clin. Endocrinal Oxf.1994; 41(6); 719724.

Formação médica contínua: Princípios, conceitos e normas The New Iraqi Journal of Medicine 2007; 3 (2): 32-35.

Aamir Jalal Al Mosawi

Chefe do departamento de pediatria

Hospital Universitário de Al Kadhimiyia

Al Kadhimiyia Bagdade Iraque

Resumo

A medicina assiste a um incessante e grande progresso em todos os domínios. Os enormes avanços na compreensão das bases das doenças permitiram bases mais racionais para o diagnóstico e a gestão de perturbações médicas conhecidas. Estão continuamente a surgir novos instrumentos de diagnóstico e novas terapias que contribuem para melhorar os cuidados e a gestão dos doentes, e aumentam a expetativa de uma terapia mais específica e curativa para muitas doenças. Por conseguinte, a prática médica está a mudar rapidamente. O objetivo deste documento é fazer uma breve revisão dos princípios, conceitos e normas geralmente aceites da educação médica contínua e do seu impacto nos cuidados prestados aos doentes.

Princípios e conceitos

A necessidade de qualquer médico estar sempre bem informado sobre os métodos modernos de diagnóstico, tratamento recente, prescrição e reabilitação de doentes com uma variedade de doenças é universalmente aceite, mas não é universalmente posta em prática. A necessidade de Formação Médica Contínua (EMC) tornou-se mais complexa devido aos rápidos avanços nas ciências e tecnologias médicas.

Os médicos podem não estar actualizados quanto aos conhecimentos e competências adquiridos durante a sua formação universitária e podem, por conseguinte, tornar-se profissional e funcionalmente obsoletos e menos eficazes.

Por conseguinte, é necessário recuperar as competências e os conhecimentos dos médicos para os manter capazes de liderar eficazmente a prestação de cuidados de saúde. Obviamente, o pessoal que não possui uma formação de base suficiente e é pouco suscetível de beneficiar de programas de reabilitação centrados na formação em novas tecnologias.

Os médicos filiados em faculdades e departamentos universitários, responsáveis pela educação e formação do futuro pessoal de saúde, também devem precisar de reconstruir e recuperar as suas competências que podem ter-se tornado arcaicas. O mesmo se aplica aos médicos que trabalham nos institutos de investigação no domínio da saúde.

A prática da educação médica contínua (EMC) tem por objetivo permitir que os médicos em exercício apliquem métodos contemporâneos na prestação de cuidados de saúde. Os tratamentos modernos e os métodos tecnológicos são cruciais para a prestação de cuidados de saúde. As novas tecnologias e protocolos são mais eficazes na cura dos doentes e, por conseguinte, mais rentáveis.

Em 2000, a União Europeia de Médicos Especialistas (UEMS) criou um organismo denominado Conselho Europeu de Acreditação para a Formação Médica Contínua (EACCME), cujo objetivo é:

1-Harmonização e melhoria da qualidade da formação contínua na Europa.

2-Prestação de formação imparcial a colegas europeus, de acordo com requisitos de qualidade mutuamente acordados.

3-Guardar a autoridade dos organismos reguladores nacionais de Educação Médica Contínua (EMC) nos países europeus.

4-Relacionar os organismos nacionais de regulamentação da EMC num sistema de reconhecimento mútuo da acreditação das actividades de EMC.

5-Proporcionar um sistema em que os créditos CME obtidos no estrangeiro em actividades acreditadas pela EACCME sejam reconhecidos pelos organismos reguladores nacionais de CME.

Em muitos países do mundo, os médicos são obrigados a participar na formação profissional contínua de acordo com as diretrizes nacionais. A necessidade de normas internacionais tem sido realçada na Europa.

É evidente que existem diferenças entre os programas de EMC dos vários países. Em alguns o sistema é obrigatório e noutros é voluntário. No entanto, na maioria dos países onde o sistema de EMC é voluntário, os médicos que participam com sucesso recebem um diploma que pode ser utilizado como uma qualificação adicional de educação contínua de alto nível em comparação com os que não participam no sistema.

Muitos anseiam por chegar a um estado em que o sistema de medição da participação de um indivíduo em actividades CME/CPD seja o mesmo para todos os países do mundo.

A literatura sobre saúde e ciências sociais descreve uma grande quantidade de teoria educacional, conceção e realização de intervenções de aprendizagem de educação médica contínua (EMC), incluindo o seu impacto nos alunos. No entanto, tem sido difícil demonstrar uma correlação direta entre a aquisição de novas competências por parte dos alunos e os resultados obtidos nos doentes em resultado de uma intervenção de aprendizagem de EMC planeada.

No entanto, na Austrália, foi relatada uma relação positiva entre a aquisição de uma nova competência por parte dos alunos e a melhoria dos resultados nos doentes, em resultado desta intervenção planeada de aprendizagem em EMC. O Quadro 1 resume os princípios gerais e os requisitos e normas universalmente ou amplamente aceites para as actividades de EMC/DPC.

Quadro 1: Princípios gerais, conceitos e requisitos e normas universalmente ou amplamente aceites para as actividades de EMC/DPC
ι-princípios e conceitos GERAIS
A-Os programas de educação médica contínua (EMC) tornaram-se uma componente integral da prática médica de ponta.
A B-CME é uma forma estratégica de melhorar a qualidade do sistema de saúde
C-Reabilitação de conhecimentos e competências desactualizados.
A reciclagem em métodos mais recentes e mais adequados de diagnóstico e tratamento

permite aos médicos prestar cuidados de saúde de boa qualidade.

D-Obrigação ética

A prática da EMC tornou-se uma obrigação ética para os médicos e a autoridade disciplinar da profissão.

H-REQUISITOS

A-Profissionalismo médico

A integridade do ensino médico pré-graduado deve ser mantida através da adesão às normas geralmente aceites das escolas de medicina e através de um exame final nacional, em vez de permitir que cada escola de medicina realize o seu próprio exame final.

B-Formação e ensino pós-graduado em residência.

A integridade da formação e do ensino da residência de pós-graduação deve ser mantida por programas adequadamente concebidos e supervisionados por um comité de formação de residência qualificado.

Organismo de acreditação C-CME

A existência de um organismo qualificado e independente de acreditação das actividades e programas de EMC a nível nacional para garantir a qualidade dos programas de EMC e a sua independência e para monitorizar a participação dos médicos.

D-Sistemas de recompensa adequados

A existência de um sistema de pontuação adequado para a realização da EMC e de sistemas de recompensa apropriados, incluindo um sistema de créditos que exprima o valor profissional das actividades de formação médica contínua.

E-Recertificação, se for caso disso

Agradecimentos: O autor está muito grato ao Dr. Bernard Ferguson, presidente da Associação Internacional de Faculdades de Medicina, pela sua ajuda na revisão deste documento.

Referências

1-Christodoulou N. Educação médica contínua e desenvolvimento profissional contínuo nos países mediterrânicos. EURA MEDICOPHYS 2007; 43:195202.

2-Quintaliani G, Zoccali C. [Formação médica contínua]. G Ital Nefrol. 2004 Jul-Ago; 21(4):355-61. [Artigo em italiano].

3-Durning SJ, Hemmer P, Pangaro LN. The structure of program evaluation: an approach for evaluating a course, clerkship, or components of a residency or fellowship training program. Teach Learn Med. verão de 2007; 19(3):308-18.

4-Routil W. [O sistema de formação profissional contínua dos médicos na Áustria. Estrutura, diretrizes e gestão da qualidade] Bundesgesundheitsblatt Gesundheitsforschung Gesundheitsschutz. 2006 May; 49(5):433-8 [Artigo em alemão].

6-Prien T, van Aken H. [Conceito de formação médica contínua da União Europeia de Médicos Especialistas - EUMS]. Z Arztl Fortbild Qualitatssich. 1999; 93(8):563-7 [Artigo em alemão].

8-.DeLisa JA. Manutenção da certificação e pagamento por desempenho: implicações para a fisiatria. Am J Phys Med Rehabil 2006; 85:187-91.

9-Bellamy N, Goldstein LD, Tekanoff RA. Apoio, Governo não americano. Aquisição de competências no âmbito da formação médica contínua e impacto na melhoria dos resultados dos doentes em contexto de prática familiar. J Contin Educ Health Prof. 2000 Winter; 20(1):52-61.

Comparison of 1999 and 2003 current cigarette smoking behavior among Jordanian adolescents: the Global Youth Tobacco Surveys.

The New Iraqi Journal of Medicine 2007; 3 (3): 11-18.

Emmanuel Rudatsikira

Departamentos de Saúde Global, Epidemiologia e Bioestatística Escola de Saúde Pública, Universidade de Loma Linda, Loma Linda, Califórnia, Estados Unidos da América.

Imad Al-Doghim

Serviços Médicos Reais da Jordânia, Amã, Jordânia.

Adamson S. Muula

Departamento de Saúde Comunitária, Universidade do Malávi, Faculdade de Medicina, Blantyre, Malávi

Seter Siziya

Departamento de Medicina Comunitária, Universidade da Zâmbia, Faculdade de Medicina, Lusaca, Zâmbia

Resumo

Antecedentes: Nas últimas duas décadas, o consumo de cigarros pelos adolescentes tem sido objeto de especial atenção. A comparação das tendências das estimativas de prevalência é suscetível de informar as estratégias de intervenção no domínio da saúde pública. Este estudo foi realizado para comparar a prevalência do consumo atual de cigarros entre os adolescentes que frequentam a escola na Jordânia entre 1999 e 2003.

Métodos: Estudo transversal, baseado em questionários, entre adolescentes que frequentam a escola, no âmbito do Jordanian Global Youth Tobacco Survey 1999 e 2003.

Resultados: A prevalência global do tabagismo em 1999 foi de 16,9% (IC 95% 15,7%-18,1%) contra 15,5% (IC 95% 14,5-16,5) em 2003. Em termos de distribuição por género, 26,9% (IC 95% 24,5%-29,3%) dos homens eram fumadores actuais em 1999, enquanto 20,0% (18,4%-21,6%) eram fumadores em 2003. 12,4% (IC 95% 10,3%-14,5%) das mulheres eram fumadoras em 1999 e 10,1% (IC 95% 8,9%-11,2%) das mulheres eram fumadoras em 2003.

Assim, a comparação das estimativas de 1999 com as de 2003 sugere que houve uma queda global na prevalência do tabagismo atual entre os adolescentes em idade escolar na Jordânia. Conclusões: As intervenções generalizadas de saúde pública contra o tabagismo podem ter resultado na redução observada na prevalência do tabagismo atual na Jordânia entre 1999 e 2003. É necessário continuar a monitorizar as tendências do tabagismo entre os adolescentes.

Palavras-chave: adolescentes, cigarro, tabagismo, Jordânia, doenças não transmissíveis.

Introdução

O tabaco é a causa evitável mais importante de morbilidade cardiovascular e cancro no mundo [1-4]. Muitos fumadores adultos iniciam o hábito na adolescência. O tabagismo na adolescência também tem importância para a saúde pública, uma vez que o tabagismo é um marcador de muitos outros estilos de vida nocivos [57].

Akpinar et al [8] registaram uma prevalência de 26,6% entre os jovens de 13 anos e de 43,7% entre os jovens de 17 anos na Turquia. Na Síria, a prevalência do consumo de cigarros em adultos foi registada em 56,9% e 35,3% entre homens e mulheres adultos [9]. Os Centros de Controlo e Prevenção de Doenças indicaram que 21% e 2,1% dos adolescentes do sexo masculino e feminino na região do Curdistão do Iraque eram fumadores em 2005 [10].

Muitos dos dados sobre o consumo de cigarros entre os jovens na Jordânia provêm principalmente de estudos em que os participantes eram estudantes universitários ou pacientes que frequentavam serviços dentários [11, 12]. Embora estes estudos possam ser representativos das suas respectivas populações de origem, é pouco provável que sejam representativos da população adolescente em geral.

Foram realizadas duas vagas do Global Youth Tobacco Survey (GYTS) na Jordânia (1999 e 2003) utilizando a metodologia padrão do GYTS [13-14] para estimar a prevalência do consumo de tabaco e os factores associados entre os adolescentes que frequentam a escola. O Grupo de Colaboração do GYTS e Warren et al. comunicaram que a prevalência do tabagismo atual entre os adolescentes em 1999 na Jordânia era de 16,6% [15, 16]. Embora já tenham sido efectuadas comparações entre países sobre a prevalência do consumo de cigarros por adolescentes [14, 17, 18], existe pouca informação sobre a comparação entre países ao longo dos anos. O objetivo deste estudo foi comparar a prevalência do consumo de cigarros entre os adolescentes que frequentam a escola na Jordânia em 1999 e 2003. Também avaliámos se tinha havido alterações no número de cigarros fumados por dia pelos adolescentes que eram fumadores actuais de cigarros.

Métodos

O nosso estudo consistiu numa análise secundária dos dados obtidos no Global Youth Tobacco Survey da Jordânia. Uma descrição exaustiva da metodologia do GYTS foi apresentada noutro local [20-21]. Em suma, o GYTS é um inquérito transversal de base escolar a estudantes com idades compreendidas entre os 13 e os 15 anos. É utilizada uma estratégia de conceção da amostra em duas fases, em que as escolas são selecionadas proporcionalmente ao número de matrículas. Dentro de cada escola selecionada, é feita uma seleção aleatória das turmas. Todos os alunos das turmas selecionadas são elegíveis para participar, independentemente da sua idade real. Os alunos preenchem um questionário padronizado de forma anónima e demoram entre 30 a 40 minutos a preencher. O questionário destina-se a recolher as seguintes informações entre os jovens: consumo de cigarros e de outros produtos do tabaco; conhecimentos e atitudes em relação ao consumo de cigarros; papel dos meios de comunicação social e da publicidade e consumo de cigarros; acesso aos cigarros; currículo escolar relacionado com o tabaco; exposição ao fumo ambiental do tabaco (FTA) e cessação do consumo de cigarros. No entanto, para efeitos do presente estudo, apenas serão comunicados os dados relativos à estimativa da prevalência do consumo atual de cigarros, à distribuição por sexo do consumo atual de cigarros e ao número de cigarros fumados por dia.

O consumo atual de tabaco é definido como tendo fumado uma única vez nos últimos 30 dias. A pergunta feita foi: "Durante os últimos 30 dias, fumou parte ou a totalidade de um cigarro?" O número de cigarros fumados foi avaliado através da pergunta: "Nos últimos 30 dias (um mês), nos dias em que fumou, quantos cigarros fumou? ' '

Foi utilizado um fator de ponderação na análise para obter a prevalência do resultado, de modo a refletir a probabilidade de amostragem de cada aluno e a reduzir o enviesamento, compensando os diferentes padrões de não resposta. O peso utilizado para a estimativa é dado pela seguinte fórmula: W = W1 * W2 * f1 * f2 *f3 *f4, em que W1 = o inverso da probabilidade de selecionar a escola W2 = o inverso da probabilidade de selecionar a sala de aula dentro da escola f1 = um fator de ajustamento de não resposta ao nível da escola calculado por categoria de tamanho da escola (pequena, média, grande) f2= um fator de ajustamento de não resposta ao nível da turma calculado para cada escola f3 = um fator de ajustamento de não resposta ao nível do aluno calculado por turma f4 = um fator de ajustamento pós-estratificação calculado por ano de escolaridade.

Considerações éticas

A autorização para a realização do estudo foi obtida junto das autoridades competentes dos Ministérios da Saúde e da Educação. A participação dos alunos elegíveis foi voluntária. A recolha de dados foi efectuada na escola por assistentes formados e os questionários foram aplicados sem a presença dos professores.

Análise de dados

Os dados foram analisados utilizando o SUDAAN 9.0 (Research Triangle Institute, Research Triangle Park, Durham, Carolina do Norte, EUA). As proporções e os intervalos de confiança (IC) de 95% foram obtidos como estimativas de prevalência.

Foram utilizados testes de qui-quadrado para comparar as proporções. Foi fixado um valor *v* de 0,05, pelo que um valor $p < 0,05$ foi considerado estatisticamente significativo. Uma vez que a distribuição etária dos participantes no estudo entre as duas vagas do inquérito era diferente, os dois grupos de estudo não eram comparáveis a este respeito. Como a prevalência do tabagismo depende, em parte, da idade, foi necessário padronizar as estimativas antes de se poderem efetuar comparações significativas. Foi utilizada a seguinte fórmula:

$$(\Sigma Pj * Aj) / N * 100$$

Pj= 1999 prevalência do tabagismo atual específica para a idade j

Aj = número de participantes na categoria etária j em 2003

N= número total de participantes no estudo em 2003

O 100 no denominador é necessário quando a prevalência Pj é registada como %; caso contrário, se *Pj* for registada como variando entre 0 e 1, o 100 no denominador não é necessário.

Resultados

3912 adolescentes participaram no inquérito de 1999. A informação sobre o género estava disponível para 3681 (94,1%). Dos que tinham dados disponíveis, 1682 (45,7%) eram do sexo masculino e (54,3%) do sexo feminino em 1999. Em 2003, participaram 6313 alunos e a informação sobre o género estava disponível para 5838 (92,5%) participantes. Destes, 2874 (51,2%) eram do sexo masculino e 2964 (50,8%) do sexo feminino. A idade média nos inquéritos de 1999 e 2003 era de 14 anos. No entanto, a distribuição etária dos participantes no estudo entre os dois anos de inquérito foi diferente, como mostra a tabela 1.

Idade	**Frequência (%)**	
	1999	**2003**
11 ou mais jovem	353 (8.9)	403 ¢7.2)
12	472 (11..8)	295 (5.5)
13	1043 (25.0)	520 ¢9.2)
14	1059 (26.5)	1640 (26.5)
15	745 ¢22.1)	1523 (25.2)
16	141 (4.3)	1414(23.4)
17 anos ou mais	49(1.4)	189 ¢3.1)
Total	3862	5984

Quadro 1: Distribuição etária dos participantes no estudo em 1999 e 2003

A prevalência global do tabagismo em 1999 foi de 16,9% (IC 95% 15,7-18,1) contra 15,5% (IC 95% 14,5-16,5) em 2003. Em termos de distribuição por sexo, 26,9% (IC 95% 24,529,3) dos homens eram fumadores actuais em 1999, enquanto 20,0% (18,4-21,6) eram fumadores em 2003. 12,4% (IC 95% 10,3-14,5) das mulheres eram fumadoras em 1999 e 10,1% (8,9-11,2) das mulheres eram fumadoras em 2003.

Consumo atual de cigarros específico da idade

O nosso objetivo era também comparar a prevalência do consumo atual de cigarros, distribuída por idades, entre 1999 e 2003. Os resultados são apresentados no quadro 2.

Quando a prevalência global de 1999 (18,7%) foi padronizada para a distribuição etária de 2003, a prevalência foi de 22,0% e foi estatisticamente diferente da estimativa de 2003 ($p<0,01$).

Pretendemos também avaliar se houve uma alteração no número de cigarros fumados em cada dia de fumo pelo adolescente fumador. Verificou-se uma diferença estatística no número de cigarros fumados por dia entre os inquéritos de 1999 e 2003, tal como indicado no quadro 3. No entanto, não se observou um padrão geral.

A categoria	1999	2003	Valor P

de idade em y é	Prevalência	Prevalência	
11 anos ou mais jovem	19.3	20.8	0.08
12	19.6	34.1	<0.01 ⅛
13	13.8	20.5	0.08
14	15.8	14.2	0.02*
15	20.6	20.5	0.45
16	36.2	24.9	<0.01
>=17	42.6	35.9	0.54

Quadro 2: Prevalência do consumo atual de cigarros, específica da idade, entre adolescentes na Jordânia em 1999 e 2003 ^estatisticamente significativa a α= 0,05).

Número de Cigarros por dia	1999 Prevalência em %	2003 Prevalência em ^{0}O	P-valor
< 1	46.6	28.3	<0.01
1	28.0	24.8	<0.10
2 a 5	13.9	22.4	<0.01
6 a 10	6.2	11.6	<0.01
11 a 20	3.7	6.4	<0.01
>20	1.7	6.6	<0.01

Quadro 3: Número de cigarros fumados por dia entre os actuais fumadores de cigarros adolescentes na Jordânia em 1999 e 2003

Discussão

A prevalência do consumo atual de cigarros entre os adolescentes que frequentam a escola na Jordânia foi de 16,9% em 1999 e de 24,6% em 2003. A nossa estimativa da prevalência do tabagismo atual em 1999 é diferente dos 16,6% comunicados pelo Global Youth Tobacco Survey Collaborative Group (GYTSG) em 2002, utilizando os mesmos dados [15]. A razão para a diferença foi que o GYTSG calculou o valor da prevalência como o número de participantes que relataram fumar atualmente dividido pelo número total de participantes no estudo. Na nossa estimativa, o numerador foi o mesmo que no GYTSG, mas o denominador foi apenas aqueles que responderam à pergunta sobre o tabagismo atual. No inquérito de 1999, 172 (4,4%) não responderam à pergunta: "Durante os últimos 30 dias, fumou parte ou a totalidade de um cigarro?" Incluir estes participantes do estudo no denominador foi semelhante a assumir que todos eles eram não fumadores. Optámos por utilizar apenas a análise de casos completos, pelo que a nossa estimativa é ligeiramente superior, embora a diferença em relação ao GYTSG não seja estatisticamente significativa.

A prevalência do tabagismo em 1999, 16,9%, foi apenas ligeiramente superior aos 15,5% estimados em 2003, p= 0,40. No entanto, se a prevalência de 1999 for padronizada em termos de idade para a amostra de 2003, a prevalência do consumo de cigarros aumenta para 22,0% ($p<0,01$). Este facto sugere que a estimativa da prevalência na amostra anterior era estatisticamente diferente da amostra de 2003, se forem consideradas as diferenças de distribuição etária entre as amostras.

Os Centros de Controlo e Prevenção de Doenças (CDC) comunicaram que a prevalência global do tabagismo atual entre os adolescentes que frequentam a escola na região do Mediterrâneo Oriental é de 15,3% [14]. As nossas estimativas não são muito diferentes da prevalência "média" da região. Este facto sugere que a maioria dos países da região tem uma prevalência relativamente elevada de tabagismo.

A diminuição da prevalência do tabagismo atual na Jordânia pode ser explicada, em parte, se não em grande medida, pelas intervenções no domínio da saúde pública que o Reino da Jordânia tem levado a cabo nos últimos anos [22].

Em 1998, o governo jordano adoptou legislação anti-tabaco que proíbe fumar em locais públicos, proibiu a publicidade a cigarros nos meios de comunicação social e foi criada uma comissão nacional para elaborar estratégias e programas de combate ao tabagismo. Em 2001, o Governo utilizou selos postais com mensagens anti-tabaco relevantes para os adolescentes. O comité para a prevenção do tabagismo na Jordânia tem uma ampla representação, incluindo o Ministério da Saúde, a UNICEF, o Departamento de Segurança Pública, a Ordem dos Advogados da Jordânia, a Sociedade Nacional Antitabagismo e o Ministério de Awqaf e dos Assuntos Islâmicos.

Pretendemos também avaliar se houve uma mudança entre os actuais fumadores de cigarros no que diz respeito ao número de cigarros fumados por dia. A proporção de fumadores que fumavam menos de um cigarro por dia a 5 cigarros por dia era mais elevada em 1999 do que em 2003. No entanto, a proporção de fumadores que fumavam pelo menos 6 cigarros por dia era significativamente mais elevada em 2003. Isto pode sugerir que, embora a prevalência global do tabagismo em 2003 fosse inferior à de 1999, a proporção de fumadores que consumiam um maior número de cigarros aumentou durante o período. Considerando que existe uma associação dose-resposta crescente entre o número de cigarros e os resultados adversos para a saúde, uma proporção significativa de adolescentes estava a expor-se a maiores danos potenciais em 2003. Também é importante reconhecer que os adolescentes que fumam cigarros também podem estar envolvidos em outros comportamentos não saudáveis

[23]. Por conseguinte, é provável que uma abordagem holística de uma vida saudável global seja mais significativa em termos de saúde pública do que uma abordagem de comportamentos individuais.

Este estudo apresenta uma série de limitações. Os dados utilizados foram obtidos através de um questionário auto-preenchido. É possível que alguns participantes no estudo possam ter declarado incorretamente o seu estado de exposição. No entanto, Brener et al. avaliaram um método de recolha de dados, o GYTS, nos Estados Unidos, e relataram uma elevada fiabilidade [24]. Embora a fiabilidade do instrumento de recolha de dados tenha sido aceitável nos Estados Unidos, não sabemos se a metodologia também tem uma fiabilidade elevada na região do Mediterrâneo Oriental. Sugerimos que estudos futuros avaliem estas questões.

Além disso, ao perguntar quantos cigarros o adolescente fumava nos dias em que fumava, partiu-se do princípio de que o adolescente fumaria um número regular de cigarros por dia. Este facto pode resultar em erros de classificação devido a problemas de memória. Também não se sabe se todos ou alguns participantes no estudo responderam pensando que os investigadores estavam a perguntar o número "médio" de cigarros por dia de consumo. É óbvio que alguns participantes no estudo podem ter fumado mais em determinados dias e menos noutros.

Outra limitação da metodologia do GYTS é o facto de a história de tabagismo atual relatada pelo próprio não ser verificada por biomarcadores como o nível de cotinina salivar ou sanguínea ou o monóxido de carbono exalado [25-27]. Sugerimos que o Grupo de Colaboração do Global Youth Tobacco Survey Collaborating considere a possibilidade de validar o questionário com biomarcadores em inquéritos futuros. Uma vez que a metodologia do GYTS apenas permite o recrutamento de estudantes que estejam presentes na escola no dia em que o inquérito é administrado, os nossos resultados podem não ser aplicáveis a todos os estudantes. Além disso, os resultados podem não ser aplicáveis a adolescentes que não frequentam a escola.

Entre estas duas iniciativas, foi lançada a Estratégia Nacional Antitabaco da Jordânia [28]. Espera-se que estas iniciativas contribuam para a redução da prevalência do tabagismo em todos os grupos etários na Jordânia.

Conclusão Concluímos que a prevalência geral do consumo atual de cigarros entre os adolescentes que participaram no Jordanian Global Youth Tobacco Survey em 1999 foi muito mais elevada do que a obtida em 2003. Sugerimos que as intervenções de saúde pública destinadas a prevenir o tabagismo na Jordânia podem ter começado a dar frutos.

Conflito de interesses Os autores declaram não haver conflito de interesses.

Agradecimentos O GYTS é um projeto de colaboração da OMS/CDC/países participantes. As análises dos dados do GYTS não são necessariamente aprovadas pela OMS/CDC/países participantes. Estamos igualmente gratos aos Drs. Mohammed Shreim e Ayub Hiba pela coordenação do Global Youth Tobacco Surveys na Jordânia.

Referências 1-Ansary-Moqhaddam A, Huxley R, Barzi F et al. The effect of modifiable risk factors on pancreatic mortality in populations of the Asia Pacific region. Cancer Epidemiol Biomarker Prev 2006; 15: 2435-40.

2-Brand RM, Jones DD, Lynch HT, Brand RE, Watson P, Ashwathnayaran R, Roy HK. Risk of colon cancer in hereditary nonpolyposis colorectal cancer patients as predicted by fuzzy modeling: influence of smoking. World J Gastroenterol 2006; 12: 4485-91.

3-Kaur J, Bains K. A study of the risk fator profile of cardiovascular diseases in rural Punjabi male patients. Indian J Public Health 2006; 50(2):97-100.

4-Toustad S, Andrew-Johnston J. Cardiovascular risks associated with smoking: a review for clinicians. Eur J Cardiovasc Prev Rehabil 2006; 13(4): 507-14.

5-Rudatsikira E, Siziya S, Kazembe LN, Muula AS: Prevalência e factores associados às lutas físicas entre adolescentes que frequentam a escola na Namíbia. Ann Gen Psychiatry 2007; 6:18.

6-Dierker LC, Sledjeski EM, Botello-Harbaum M, Ramirez RR, Chavez LM, Canino G: Associação entre perturbações psiquiátricas e fases de tabagismo numa amostra clínica representativa de adolescentes porto-riquenhos. Compr Psychiatry 2007; 48:237-44.

7-Haddad LG, Malak MZ. Smoking habits and attitudes towards smoking among university students in Jordan. Int J Nurs Stud 2002; 39: 793-802.

8-Akpinar E, Yoldascan E, Saatci E. The smoking prevalence and the determinants of smoking behaviour among students in Cukurova University, Southern Turkey. West Indian Med J. 2006; 55:414-9.

9-Ward KD, Eissenberg T, Rastam S, Asfar T, Mzayek F, Fouad MF, Hammal F, Mock J,

Maziak W. The tobacco epidemic in Syria. Tob Control. 2006; 15 Suppl 1:124-9.

10-Centros de Controlo e Prevenção de Doenças (CDC). Consumo de tabaco entre estudantes de 13 a 15 anos de idade - Região do Curdistão, Iraque, 2005. MMWR Morb Mortal Wkly Rep. 2006 26; 55:556-9.

11-Alomari Q, Barrieshi-Nusair K, Said K. Smoking prevalence and its effect on dental attitudes and behaviour among dental students. Med Princ Pract 2006; 15: 195-9.

12-Kyrlesi A, Soteriades ES, Warren CW, Kremastinou J, Papastergiou P, Jones NR, Hadjichristodoulou C. Tobacco use among students aged 13-15 years in Greece: the GYTS project. BMC Saúde Pública. 2007; 7:3.

13-Arora M, Reddy KS. Inquérito Global sobre o Tabaco nos Jovens (GYTS) - Deli. Indian Pediatr 2005; 42:850-1.

14- Centros de Controlo e Prevenção de Doenças (CDC). Consumo de cigarros e outros produtos do tabaco entre estudantes com idades compreendidas entre os 13 e os 15 anos - a nível mundial, 1999-2005. MMWR Morb Mortal Wkly Rep. 2006; 55:553-6.

15- Grupo de Colaboração do Inquérito Global sobre o Tabaco nos Jovens. Tobacco use among youth: a cross country comparison (Consumo de tabaco entre os jovens: uma comparação entre países). Tob Control 2002; 11:252-70.

16-Warren CW, Riley L, Asma S, Eriksen MP, Green L, Blanton C, Loo C, Batchelor S, Yach D. Tobacco use by youth: a surveillance report from the Global Youth Tobacco Survey project. Boletim do Órgão Mundial de Saúde 2000; 78:868-76.

17-Grupo de Colaboração do Inquérito Mundial sobre o Tabaco nos Jovens. Differences in worldwide tobacco use by gender: findings from the Global Youth Tobacco Survey. J Sch Health 2003; 73:207-15.

18-Muula AS, Mpabulungi L. Prevalência do consumo de cigarros entre adolescentes que frequentam a escola em duas capitais africanas: Kampala Uganda e Lilongwe Malawi. Afr Health Sci 2007; 7:45-9.

19-Grupo de Colaboração do Sistema Global de Vigilância do Tabaco. Sistema Global de Vigilância do Tabaco (GTSS): objetivo, produção e potencial. J Sch Health. 2005; 75:15-24.

20-Centros de Controlo e Prevenção de Doenças (CDC). Consumo de cigarros e outros produtos do tabaco entre estudantes com idades compreendidas entre os 13 e os 15 anos - a nível mundial, 1999-2005. MMWR Morb Mortal Wkly Rep 2006; 55: 553-6.

21-Rudatsikira E, Abdo A, Muula AS. Prevalence and determinants of adolescent tobacco smoking in Addis Ababa, Ethiopia. BMC Public Health 2007; 7:176.

22-Kandela P. Jordan inicia uma campanha para combater as elevadas taxas de tabagismo. Lancet 2000; 355: 1800

23-Miller JW, Naimi TS, Brewer RD, Jones SE. Binge drinking and associated health risk behaviours among high school students (Consumo excessivo de álcool e comportamentos de risco para a saúde associados entre estudantes do ensino secundário). Pediatrics 2007; 119: 76-85.

24-Brener ND, Kann L, McMannus T, Kinchen SA, Sundberg EC, Ross JG. Reliability of the 1999 youth risk behaviors survey questionnaire. J Adolesc Health 2002; 31: 336-42.

25- Hung J, Lin CH, Wang JD, Chann CC: Exhaled carbon monoxide level as an indicator of cigarette consumption in a workplace cessation program in Taiwan. J Formos Med Assoc 2006; 105: 210-3.

26-Jenkins RA, Counts RW: Personal exposure to environmental tobacco smoke: salivary cotinine, airborne nicotine, and nonsmoker misclassification. J Expo Anal Environ Epidemiol 1999; 9: 352-63.

27-Low EC, Ong MC, Tan M: Breath carbon monoxide as an indication of smoking habit in the military setting. Singapore Med J 2001; 45:57882.

28-Jordan Times. A estratégia nacional anti-tabaco será anunciada hoje. 2 de maio, 2002 acedido em 26 de setembro de 2007 em http://www.jordanembassyus.org/05302002006.htm.

Variação nos lóbulos e fissuras do pulmão direito: Uma perspetiva anatómica

The New Iraqi Journal of Medicine 2007; 3 (3):19-22.

Azian Abd Latiff

Professor Associado e Diretor do Departamento de Anatomia

Faizah bt Othman

Professor Associado

Farihah Haji Suhaimi

Professor Associado

Srijit Das

Docente

Hairi Ghazalli

Tecnólogo de laboratório médico sénior

Departamento de Anatomia Faculdade de Medicina

Universiti Kebangsaan Malaysia

Jalan Raja Muda Abdul Aziz

50300 Kuala Lumpur, Malásia

Resumo

Antecedentes: O pulmão direito é conhecido por apresentar variações no que respeita à presença de fissuras e lóbulos. Muitas vezes, as anomalias relativas aos pulmões não são detectadas se forem assintomáticas. As variações podem ser detectadas incidentalmente em autópsias de rotina e dissecções cadavéricas.

Métodos: Estudámos trinta e cinco pulmões direitos cadavéricos (n=35) para detetar quaisquer anomalias relativas a fissuras e lóbulos.

Resultados: Das trinta e cinco amostras estudadas, foi detectada uma fissura e um lóbulo anómalos numa única amostra de pulmão. O pulmão anómalo apresentava uma única fissura oblíqua que não se estendia até ao bordo inferior, mas sim até ao bordo anterior do pulmão direito. A presença da fissura oblíqua única resultou na formação de dois lobos no pulmão direito.

Conclusão: O conhecimento anatómico das fissuras e lóbulos anómalos dos pulmões pode ser importante para os cirurgiões que realizam lobectomias. A presença de lóbulos e fissuras anómalos pode também resultar numa interpretação errada dos esquiogramas.

Palavras-chave: Pulmão; Lóbulos; Anomalia; Variação; Anatomia.

Introdução

De acordo com o livro de anatomia padrão, o pulmão direito tem duas fissuras, a fissura oblíqua e a fissura horizontal, que o dividem em três lobos: superior, médio e inferior [1]. A fissura oblíqua (FO) pode ser traçada, percorrendo um curso descendente, encontrando assim a borda inferior do pulmão a uma distância de 7,5 cm atrás da extremidade anterior [1]. A fissura horizontal (FH) passa da FO ao nível da linha axilar média para o bordo anterior do pulmão ao nível da extremidade esternal da quarta cartilagem costal. Um OF, passando para a borda anterior do pulmão direito, é uma entidade rara.

No presente estudo, descrevemos as caraterísticas anatómicas macroscópicas de um pulmão anómalo com uma fissura que percorre um trajeto horizontal para terminar no bordo anterior do pulmão direito, resultando assim na formação de dois lobos invulgares em vez dos dois lobos habituais. O conhecimento anatómico das fissuras e dos lóbulos normais e anormais do pulmão pode ser importante para os cirurgiões e radiologistas na prática clínica diária e o presente estudo foi feito para realçar esse facto.

Materiais e métodos

Observámos trinta e cinco pulmões direitos (n=35) quanto à presença de fissuras e lóbulos anómalos. Não havia informações sobre a história dos indivíduos. Os pulmões direitos foram cuidadosamente estudados, foram efectuadas medições morfométricas e a amostra foi fotografada (Figura 1). A amostra anómala foi também comparada com uma amostra normal (Figura 2).

Resultados

Dos trinta e cinco espécimes estudados, observámos fissuras e lóbulos anómalos num único espécime (2,84%). O bordo posterior do pulmão direito foi traçado a partir de cima e, a uma distância de 13 cm do ápice, foi traçado um OF que percorria um trajeto em direção ao bordo anterior ("OF" na Fig. 1).

O OF, na sua origem a partir do bordo posterior, era proeminente numa distância de 7 cm, tornando-se ténue ao atingir o bordo anterior. A extensão da borda posterior, desde a origem do OF até a borda inferior, media 12,5 cm. Havia apenas uma única fissura, ou seja, a OF, estando a HF ausente. No presente caso, foram observados apenas dois lóbulos, ou seja, o superior e o inferior.

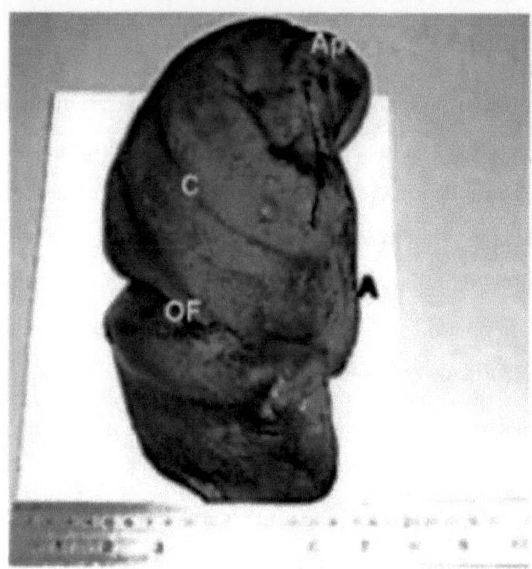

Figura 1: Fotografia do pulmão direito anómalo:

Ap: Ápice; **A:** Borda anterior; **C:** Superfície costal; **OF:** Fissura oblíqua

Discussão

As fissuras anómalas e os lóbulos podem ser devidos a um desenvolvimento defeituoso dos pulmões. Tem sido relatado que as fissuras são os espaços que separam botões ou segmentos broncopulmonares individuais e há obliteração, exceto ao longo dos dois planos que dão origem ao AF e ao OF [2]. Sempre que não há obliteração desses espaços, surge a fissura acessória [2].

Muitos estudos de investigação anteriores centraram-se nas fissuras acessórias. Um estudo de investigação anterior relatou uma fissura acessória no pulmão direito entre os segmentos superior e basal dos lobos inferiores [3]. Estudos realizados através de exames de TC de alta resolução em 30 indivíduos saudáveis descobriram que em 87% e 77% dos casos, havia fissuras incompletas no pulmão direito e esquerdo, respetivamente [4]. A incompletude das fissuras (fusão entre os lobos) foi relatada como tendo 70% de incidência [5].

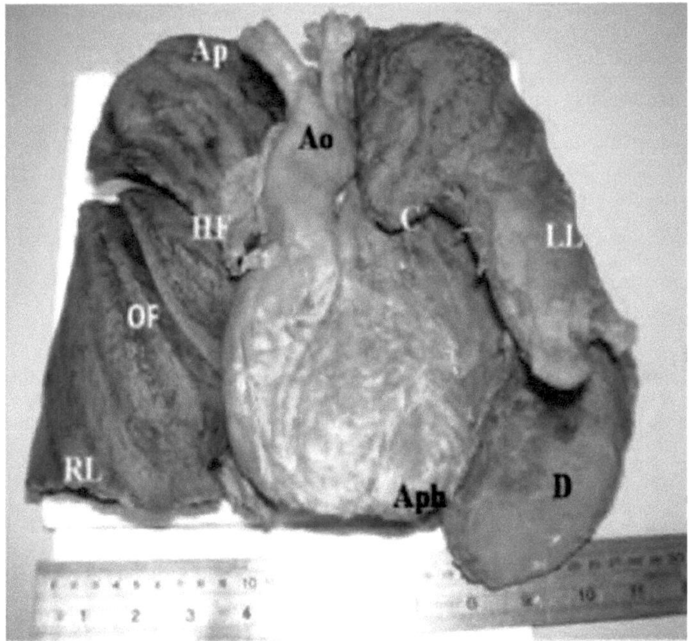

Figura.2: Fotografia dos pulmões direito e esquerdo normais:

AP: Ápice do pulmão; **HF:** Fissura horizontal**; OF:** Fissura oblíqua**; RL:** Pulmão direito**; Ao:** Arco da aorta**; Aph:** Ápice do coração**; C:** Entalhe cardíaco**;**

LL: Pulmão esquerdo; **D:** Superfície diafragmática

Um estudo anterior até tentou classificar as fissuras pulmonares [6]. Os graus foram classificados em: grau 1 - fissuras completas, lobos separados; grau 2 - fissura visceral completa, mas fissura parenquimatosa na base das fissuras; grau 3 - fissura visceral evidente em parte da fissura; grau 4 - fusão completa dos lobos sem evidência de lobos fissurais. O mesmo estudo definiu a artéria pulmonar como localizada centralmente à FO e denominou o deslocamento da artéria nas direcções anterior e posterior como "desequilíbrio".

Nas tomografias computorizadas, as fissuras principais podem ser visualizadas como uma banda lúcida, menos frequentemente como uma linha e menos frequentemente como uma banda densa [7]. A localização do tumor ou de qualquer massa no pulmão ao longo das fissuras pode ser importante. Freqüentemente, as fissuras anormais podem resultar em interpretação errônea dos esquiogramas. Verificou-se que as fissuras incompletas dão frequentemente um aspeto atípico ao derrame pleural [8]. Uma fissura principal incompleta foi identificada como estando ligada à disseminação de qualquer doença e causando desvio colateral [8]. Alguns radiologistas designaram-no por "sinal de fissura incompleta" [8]. No presente caso, o trajeto anormal da FO causará definitivamente um conflito imagiológico.

Verificou-se que uma fissura incompleta é a causa da fuga pós-operatória [6]. Verificou-se também que a fissura acessória actua como uma barreira à propagação da infeção, causando uma pneumonia com margens acentuadas que pode ser confundida com atelectasia ou consolidação [9].

Um estudo anatómico anterior tinha definido a presença de uma fissura acessória no pulmão direito com a presença de quatro lobos [10]. Assim, é um facto aceite que o pulmão direito pode apresentar variações relativamente ao número de fissuras e de lóbulos.

Conclusão

Embora a presença de dois lóbulos e de um "lóbulo ázigo" acessório no pulmão direito não seja um achado invulgar, tal como descrito no livro de anatomia [11], o conhecimento do mesmo pode ser benéfico para os cirurgiões que efectuam lobectomias e para os radiologistas que interpretam os esquiogramas. O presente achado anatómico é uma tentativa sincera de o realçar.

Referências

I-Standring Susan. Anatomia de Gray. A Base Anatómica da Prática Clínica. 39th 2005, Philadelphia, Elsevier Churchill Livingstone; pp-1067-1070.

2-Meenakshi S, Manjunath KY, Balasubramanyam V. Morphological variations of the lung fissures and lobes. Indian J Chest Dis Dis Allied Sci. 2004; 46:179-82.

3-Aldur MM, Deck CC, Celik HH, Tasçioglu AB. Uma fissura acessória no lobo inferior do pulmão direito. Morphologie. 1997; 81: 5-7.

4-Frija J, Naajib J, David M, Hacein-Bey L, Yana C, Laval-Jeantet M. [Fissuras pulmonares incompletas e acessórias estudadas por tomografia computadorizada de raios X de alta resolução]. J Radiol; 69: 163-170.

5-Raasch BN, Carsky EW, Lane EJ, O'Callaghan JP, Heitzman ER. Anatomia radiográfica das fissuras interlobares: um estudo de 100 espécimes. AJR Am J Roentgenol 1982; 138: 1043-9.

6-Craig SR, Walker WS. Uma proposta de classificação anatómica das fissuras pulmonares. J R Coll Surg Edinb 1997; 42: 233-4.

7-Proto AV, Ball JB Jr. Tomografia computorizada das fissuras maiores e menores. AJR Am J Roentgenol 1983; 140: 439- 48.

8-Hayashi K, Aziz A, Ashizawa K, Hayashi H, Nagaoki K, Otsuji H. Aparências radiográficas e de TC das fissuras maiores. Radiographics 2001; 21: 861-74.

9-Godwin JD & Tarver RD. Accessory Fissures of the Lung (Fissuras Acessórias do Pulmão). AJR Am J Roentgenol 1985; 144: 39-47.

10-Modgil Vishal, Das Srijit & Suri Rajesh. Padrão Lobar Anómalo do Pulmão Direito: Relato de um caso. Jornal Internacional de Morfologia 2006; 24: 5-6.

11-Moore KL, Agur AMR. Essential Clinical Anatomy. Segunda edição 2002, Baltimore, Lippincott Williams & Wilkins, pp-77.

Carta ao editor: Disfunção sexual em homens diabéticos sem complicações: Associação positiva com a terapia com insulina The New Iraqi Journal of Medicine 2007; 3 (3): 77-78.

Ghazi Aboud

Especialista em psiquiatria

Hospital Al Rashad

Bagdade

Mohammad Rasheed.

Especialista em psiquiatria

Ministério da Saúde do Iraque

A disfunção erétil (DE), a incapacidade de conseguir e/ou manter uma ereção durante um período de tempo suficientemente longo para permitir uma relação sexual satisfatória, tem sido atribuída à nefropatia diabética em doentes diabéticos [1, 2]. A DE mostrou uma correlação positiva com a idade após os 65 anos, com a história de diabetes de mais de 10 anos e não foi correlacionada com o tipo de diabetes mellitus e com a terapêutica diabética [3, 4, 5]. [A disfunção orgásmica foi correlacionada positivamente com a duração da diabetes, mas não com o tipo de tratamento recebido pelos doentes [7]. A prevalência da disfunção erétil entre os homens diabéticos numa população hospitalar foi relatada como sendo entre 35 e 40% [8, 9]. A DE também foi relatada em até 75% dos homens diabéticos [8-12].

O objetivo deste artigo é relatar uma correlação positiva entre a DE numa pequena série de doentes relativamente saudáveis com diabetes sem complicações. De janeiro a março de 2003, foi pedido a 28 doentes diabéticos do sexo masculino que frequentavam a consulta externa do hospital geral de Bagdade que preenchessem um questionário com 11 perguntas sobre a sua doença e problemas sexuais. Todos os doentes responderam completamente às perguntas. Excluímos todos os doentes com disfunção sexual anterior à doença diabética e outras condições médicas associadas. A idade dos doentes variava entre os 19 e os 50 anos (média de 35,5 anos). Vinte deles (71%) eram casados e 8 (29%) eram solteiros.

Doze doentes (43%) foram diagnosticados como diabéticos de tipo 1 e 16 doentes (57%)

como diabéticos de tipo 2. O diagnóstico dependia da classificação internacional da diabetes mellitus& foi feito por um especialista em endocrinologia. 16 doentes (57%) estavam em tratamento com insulina, 9 doentes (32%) em tratamento com hipoglicemiantes e 3 doentes (11%) em tratamento misto.

As respostas foram analisadas e foram utilizados os métodos estatísticos de percentagens e qui-quadrado.10 doentes (35,5%) queixavam-se de DE e um doente (3,5%) queixava-se de desinteresse, enquanto 17 doentes (61%) não apresentavam disfunção sexual. Entre os doentes com disfunção sexual, 5 doentes (46%) faziam insulinoterapia, 3 doentes (27%) faziam hipoglicemiantes e os restantes 3 doentes (27%) faziam tratamentos mistos.

Nesta série, um número significativo de homens diabéticos foi excluído devido a disfunção sexual prévia e a outras perturbações médicas.

A falta de interesse sexual foi descrita por apenas um doente (3,5%). Aparentemente, a ejaculação precoce foi considerada como permanecendo intacta. O achado mais interessante deste estudo foi o facto de metade dos doentes com DE estarem a fazer terapêutica com insulina, o que é inconsistente com outros estudos que concluíram que é menor em doentes diabéticos tipo 1 [2].

Referências 1-Foresta C, Caretta N, Aversa A, et al. Disfunção erétil. J Endocrinol Invest 2004; 27(1):80-95.

2-Saenz de Tejada 1 , Goldstein I, Azadzoi K, et al. Impaired neurogenic and endothelium mediated relaxation of penile smooth muscle from diabetic men with impotence. N Engl J Med 1989; 320:1025-30.

3-Fedele D, Coscelli C, Cucinotta D, et al. Incidência de disfunção erétil em homens italianos com diabetes. J Urol 2001; 166(4):1368-71.

4-El-Sakka AlTayeb KA et al. Erectile dysfunction risk factors in noninsulin dependent diabetic Suadi patients. J Urol 2003; 169(3):1043-7.

5-Foresta C, Caretta N, Aversa A, Bettocchi C, Corona G, Mariani S, Rossato M. Erectile dysfunction. J Endocrionol Invest 2004; 27(1):80-95.

6-Klein R, Klein BE, Lee KE et al. Prevalência de disfunção erétil auto-relatada em pessoas com IDDM de longa duração. Diabetes Care 1996; 19:135-41.

7-Wilkinson DG. Aspectos psiquiátricos da diabetes mellitus. Artigo de revisão. British

Journal. Psychiat 1981; 138:1-9.

8-Dunsmuir WD, Holmes SA. The etiology and management of erectile ejaculatory, and fertility problems in men with diabetes mellitus. Diabetic Med 1996; 13:700-8.

9-Price DO, Malley BP, James MA et al. Porque é que homens diabéticos importantes não estão a ser tratados? Pract Diabetes 1991; 8:10-1.

10-Broderick GA, Schwartz S. Erectile dysfunction in diabetes. Hosp Pract off Ed 1991; 26:139-42,147-55.

11-Delawter DE. Diabetes e impotência. Md Med J 1990; 39:683.

12-Lustman PJ, Clouse RE. Relação da doença psiquiátrica com a impotência em homens com diabetes. Diabetes Care 1990; 13:893-5.

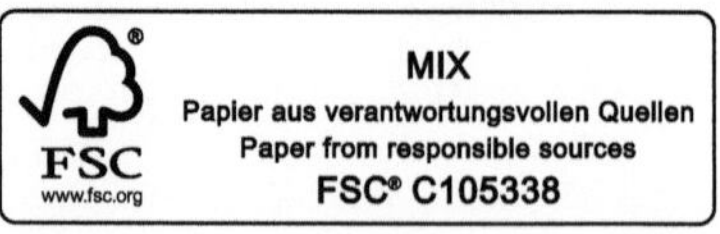

Printed by Books on Demand GmbH, Norderstedt / Germany